Saveurs Légères

La Cuisine Faible en Glucides à son Apogée

Mathilde Laurent

Table des matières

Introduction 7
    Pâtes spaghetti crémeuses 12
    Olives rôties étonnantes 14
    Délicieuses nouilles végétariennes 16
    Choux de Bruxelles à la moutarde et à l'ail 18
    Sauce au fromage incroyable 20
    Sauté de chou-rave 22
    Délicieuses frites de navets 24
    Incroyable plat d'accompagnement irlandais 26
    Courgettes cuites deux fois 28
    sauce délicieuse 30
    Pilaf aux champignons et au chanvre 32
    Salade asiatique 34
    Assiette de légumes mélangés 36
    Incroyable polenta de chou-fleur 38
    Garniture étonnante 41
    Champignons spéciaux 45
    Haricots verts et vinaigrette salée 47
    Garniture d'aubergines mijotées 49
    Soufflés au cheddar 51
    Savoureuse salade de chou-fleur 53
    Riz incroyable 55
Apéritifs Keto et recettes d'apéritifs 57
    Délicieux œufs marinés 58
    Trempette aux saucisses et au fromage 60
    Trempette salée à l'oignon et au chou-fleur 62
    Délicieux biscuits au pesto 64
    Muffins à la citrouille 66
    délicieuses bombes 68
    Chips tortillas spéciales 70
    Boulettes de jalapeño étonnantes 72
    Muffins au cheeseburger 74

Savoureuse trempette à pizza	76
Incroyable collation de muffins Keto	78
Incroyable collation au fromage frit	80
Barres à l'érable et aux noix	82
Incroyable collation aux graines de chia	84
Tartes aux tomates simples	86
Trempette à l'avocat	89
Apéritif spécial prosciutto et crevettes	91
Craquelins au brocoli et au cheddar	93
Corndogs savoureux	95
Nachos au poivre savoureux	97
Barres au beurre d'amande	99
Délicieux sandwich aux courgettes	101
des chips à la courgette	103
houmous nature	105
Bâtonnets de céleri incroyables	107
Sandwich à la viande séchée	109
sauce au crabe	111
Boulettes d'épinards simples	113
Trempette aux épinards et à l'ail	115
Apéritif aux champignons	117
Gressins simples	119
Boulettes de viande italiennes	121
Ailes de parmesan	123
Bâtons de fromage	125
De savoureux bâtonnets de brocoli	127
Délice au bacon	129
tasses à tacos	131
Délicieux nems au poulet	133
Frites au fromage halloumi	135
Frites Jalapeno	136
Délicieuses coupes de concombre	138
Salade de caviar	140
Brochettes marinées	142
Rouleaux de courgettes simples	144
Biscuits verts simples	146

Terrine au fromage et au pesto 148
sauce à l'avocat 150
De délicieuses frites 152
Chips de chili et de lime 153
Artichaut Dip 155
Recettes de poisson et fruits de mer cétogènes 157
Galette de poisson spéciale 158
Délicieux poisson cuit au four 162
Tilapia incroyable 164
Truite incroyable et sauce spéciale 166
Merveilleuse sauce à la truite et au ghee 168
Saumon rôti 170
Délicieuses boulettes de saumon 172
Saumon à la sauce aux câpres 175
Huîtres grillées simples 177
Flétan au four 179
Saumon en croûte 181
Saumon à la crème sure 183
Saumon grillé 185
Délicieuses galettes de thon 187
Morue très savoureuse 189
Délicieux bar aux câpres 191
Cabillaud à la roquette 193
Flétan et légumes au four 195
Curry de poisson savoureux 197
Délicieuses crevettes 199
Barramundi rôti 201
Crevettes à la noix de coco 203
Salade de crevettes et nouilles 205
Mahi Mahi rôti et sauce 207
crevettes épicées 209
tarte à la dinde 211
soupe à la dinde 214
Délice de dinde au four 216
conclusion 219

Introduction

Voulez-vous faire un changement dans votre vie? Voulez-vous devenir une personne en meilleure santé qui puisse profiter d'une vie nouvelle et améliorée ? Alors vous êtes définitivement au bon endroit. Vous êtes sur le point de découvrir une alimentation merveilleuse et très saine qui a changé des millions de vies. Nous parlons du régime cétogène, un mode de vie qui vous hypnotisera et fera de vous une nouvelle personne en un rien de temps.
Alors asseyons-nous, détendons-nous et apprenons-en davantage sur le régime cétogène.

Un régime cétogène est pauvre en glucides. C'est la première et l'une des choses les plus importantes que vous devriez faire maintenant. Au cours d'un tel régime, votre corps produit des cétones dans le foie et celles-ci sont utilisées comme énergie. Votre corps produira moins d'insuline et de glucose et un état de cétose sera induit.
La cétose est un processus naturel qui apparaît lorsque notre consommation alimentaire est inférieure à la normale. Le corps s'adaptera bientôt à cet état et vous pourrez donc perdre du poids

en peu de temps, mais vous serez également en meilleure santé et vos performances physiques et mentales s'amélioreront.

Votre taux de sucre dans le sang s'améliorera et vous ne serez pas prédisposé au diabète.

De plus, l'épilepsie et les maladies cardiaques peuvent être évitées si vous suivez un régime cétogène.

Votre taux de cholestérol s'améliorera et vous vous sentirez incroyablement bien en un rien de temps.

Comment ça sonne?

Un régime cétogène est simple et facile à suivre à condition de suivre quelques règles simples. Vous n'avez pas besoin de faire de grands changements, mais vous devez savoir certaines choses. Alors voilà !

Si vous suivez un régime cétogène, vous ne pouvez pas manger :

- Céréales comme le maïs, les céréales, le riz, etc.
- Des fruits comme les bananes
- Sucre
- Haricots secs
- Chéri
- Patates
- Ignames

Si vous suivez un régime cétogène, vous pouvez manger :
- Les légumes verts comme les épinards, les haricots verts, le chou frisé, le bok choy, etc.
- Viandes telles que volaille, poisson, porc, agneau, bœuf, etc.
- Œufs
- Légumes hors sol comme le chou-fleur ou le brocoli, le chou napa ou le chou commun
- Noix et graines
- Fromage
- Beurre ou beurre clarifié
- Avocats et toutes sortes de baies
- Édulcorants tels que l'érythritol, le splenda, la stevia et autres qui ne contiennent que quelques glucides
- Huile de noix de coco
- Huile d'avocat
- Huile d'olive

La liste des aliments que vous pouvez consommer lors d'un régime cétogène est permissive et riche, comme vous pouvez le constater par vous-même.

Nous pensons donc qu'il devrait être assez facile pour vous de commencer ce régime.

Si vous avez déjà fait ce choix, il est temps pour vous de consulter notre incroyable collection de recettes céto.

Vous découvrirez 50 des meilleures recettes d'apéritif cétogène au monde et bientôt vous pourrez réaliser chacune de ces recettes.

Commençons maintenant notre voyage culinaire magique !

Mode de vie cétogène… nous voilà !

Apprécier!

Pâtes spaghetti crémeuses

C'est parfait pour un plat de dinde !

Temps de préparation : 10 minutes.
Temps de cuisson : 40 minutes.
Portions : 4

Ingrédients:

- 1 courge spaghetti
- Sel et poivre noir au goût
- 2 cuillères à soupe de ghee
- 1 cuillère à café d'assaisonnement cajun
- Une pincée de poivre de Cayenne
- 2 tasses de crème épaisse

Adresses :

1. Piquer les spaghettis avec une fourchette, déposer sur une plaque à pâtisserie tapissée, mettre au four à 350 degrés F et cuire au four 15 minutes.
2. Retirez la courge spaghetti du four, laissez-la refroidir légèrement et retirez les nouilles de courge.
3. Faites chauffer une poêle avec le ghee à feu moyen, ajoutez la courge spaghetti, remuez et laissez cuire quelques minutes.

4. Ajouter le sel, le poivre, le poivre de Cayenne et l'assaisonnement cajun, remuer et cuire 1 minute.
5. Ajouter la crème épaisse, remuer, cuire encore 10 minutes, répartir dans les assiettes et servir comme plat d'accompagnement céto.

Apprécier!

Nutrition : 200 calories, 2 lipides, 1 fibre, 5 glucides, 8 protéines

Olives rôties étonnantes

C'est un excellent plat d'accompagnement ! Tu verras!

Temps de préparation : 10 minutes.
Temps de cuisson : 20 minutes.
Portions : 6

Ingrédients:

- 1 tasse d'olives noires, dénoyautées
- 1 tasse d'olives kalamata, dénoyautées
- 1 tasse d'olives vertes farcies aux amandes et à l'ail
- ¼ tasse d'huile d'olive
- 10 gousses d'ail
- 1 cuillère à soupe d'herbes de Provence
- 1 cuillère à café de zeste de citron râpé
- Poivre noir au goût
- Un peu de thym haché pour servir

Adresses :

1. Placer les olives noires, kalamata et vertes sur une plaque à pâtisserie tapissée, arroser d'huile, d'ail et d'herbes de Provence, mélanger pour bien enrober,

mettre au four à 425 degrés F et cuire au four pendant 10 minutes.
2. Incorporer les olives et cuire encore 10 minutes.
3. Répartissez les olives dans les assiettes, saupoudrez le dessus de zeste de citron, de poivre noir et de thym, mélangez pour bien enrober et servez chaud.

Apprécier!

Nutrition: calories 200, lipides 20, fibres 4, glucides 3, protéines 1

Délicieuses nouilles végétariennes

Ceux-ci sont très délicieux et incroyablement colorés !

Temps de préparation : 10 minutes.
Temps de cuisson : 20 minutes.
Portions : 6

Ingrédients:

- 1 courgette, spiralée
- 1 courge d'été, spiralée
- 1 carotte, tranchée au spiraliseur
- 1 patate douce, coupée en spirale
- 4 onces d'oignon rouge haché
- 6 onces de poivrons jaunes, orange et rouges, coupés en fines lanières
- Sel et poivre noir au goût
- 4 cuillères à soupe de graisse de bacon
- 3 gousses d'ail, émincées

Adresses :

1. Étalez les nouilles de courgettes sur une plaque à pâtisserie tapissée.

2. Ajoutez la courge, la carotte, la patate douce, l'oignon et tous les poivrons.
3. Ajouter le sel, le poivre et l'ail et mélanger pour bien enrober.
4. Ajoutez la graisse de bacon, mélangez à nouveau toutes les nouilles, mettez au four à 400 degrés F et faites cuire 20 minutes.
5. Transférer dans des assiettes et servir immédiatement comme plat d'accompagnement céto.

Apprécier!

Nutrition:calories 50, lipides 1, fibres 1, glucides 6, protéines 2

Choux de Bruxelles à la moutarde et à l'ail

Nous connaissons beaucoup d'excellents accompagnements céto aux choux de Bruxelles, mais celui-ci est l'un de nos favoris !

Temps de préparation : 10 minutes.
Temps de cuisson : 40 minutes.
Portions : 4

Ingrédients:
- 1 livre de choux de Bruxelles, parés et coupés en deux
- Sel et poivre noir au goût
- 1 cuillère à soupe d'aminos de noix de coco
- 1 cuillère à soupe de moutarde de Dijon
- 1 cuillère à soupe de gousses d'ail émincées
- 1 cuillère à soupe de ghee
- 1 tête de gousse d'ail, gousses pelées et séparées
- 1 cuillère à soupe de graines de carvi

Adresses :
1. Placer les choux de Bruxelles sur une plaque à pâtisserie tapissée.

2. Ajouter l'ail émincé, l'ail entier, le ghee, la moutarde, le sel, le poivre, les acides aminés de noix de coco et les graines de carvi.
3. Remuer pour bien enrober, mettre au four à 400 degrés F et cuire au four pendant 40 minutes.
4. Transférer dans des assiettes et servir en accompagnement d'un rôti.

Apprécier!

Nutrition: calories 70, lipides 4, fibres 2, glucides 4, protéines 2,4

Sauce au fromage incroyable

Il se marie parfaitement avec les plats à base de viande et de poisson !

Temps de préparation : 10 minutes.

Temps de cuisson : 12 minutes.

Portions : 8

Ingrédients:

- 2 cuillères à soupe de ghee
- ¼ tasse de fromage à la crème, à pâte molle
- ¼ tasse de crème fouettée
- ¼ tasse de fromage cheddar râpé
- 2 cuillères à soupe d'eau
- Une pincée de sel
- ¼ cuillère à café de poivre de Cayenne
- ½ cuillère à café de paprika doux
- ½ cuillère à café de poudre d'oignon
- ½ cuillère à café de poudre d'ail
- 4 cuillères à soupe de persil haché

Adresses :

1. Faites chauffer une poêle avec le ghee à feu moyen.

2. Ajouter la crème fouettée et bien mélanger.
3. Ajoutez le fromage à la crème, remuez et portez à ébullition.
4. Retirer du feu, ajouter le cheddar, remuer, remettre à feu moyen et cuire 3-4 minutes.
5. Ajouter l'eau, une pincée de sel, le poivre de Cayenne, l'oignon et l'ail en poudre, le paprika et le persil, bien mélanger, retirer du feu et servir sur des plats à base de viande ou de poisson.

Apprécier!

Nutrition: calories 200, lipides 13, fibres 0, glucides 1, protéines 6

Sauté de chou-rave

Avez-vous déjà entendu parler d'un plat d'accompagnement céto aussi savoureux ? Faites attention et apprenez à préparer ce plat simple !

Temps de préparation : 10 minutes.
Temps de cuisson : 10 minutes.
Portions : 4

Ingrédients:

- 2 rutabagas, parés et tranchés finement
- Sel et poivre noir au goût
- 1 cuillère à soupe de persil haché
- 1 cuillère à soupe de ghee
- 2 gousses d'ail, hachées

Adresses :

1. Mettez un peu d'eau dans une casserole et portez à ébullition à feu moyen.
2. Ajouter les tranches de chou-rave, cuire 5 minutes, égoutter et transférer dans un bol.
3. Faites chauffer une poêle avec le ghee à feu moyen.
4. Ajouter l'ail, remuer et cuire 1 minute.

5. Ajouter les tranches de chou-rave, saler, poivrer et cuire jusqu'à ce qu'elles soient dorées des deux côtés.
6. Ajouter le persil, mélanger pour bien enrober, transférer dans des assiettes et servir chaud.

Apprécier!

Nutrition: calories 87, lipides 2,4, fibres 3, glucides 5, protéines 4

Délicieuses frites de navets

Vous pouvez préparer ces frites très rapidement et elles sont délicieuses !

Temps de préparation : 10 minutes.
Temps de cuisson : 25 minutes.
Portions : 4

Ingrédients:
- 2 livres de navets, pelés et coupés en bâtonnets
- Sel au goût
- ¼ tasse d'huile d'olive

Pour le mélange d'assaisonnement :
- 2 cuillères à soupe de poudre de chili
- 1 cuillère à café de poudre d'ail
- ½ cuillère à café d'origan séché
- 1 et ½ cuillère à café de poudre d'oignon
- 1 et ½ cuillère à soupe de cumin moulu

Adresses :
1. Dans un bol, mélangez la poudre de chili avec l'oignon et un ail, le cumin et l'origan et remuez bien.

2. Ajouter les bâtonnets de panais, bien frotter et étaler sur une plaque à pâtisserie tapissée.
3. Assaisonner de sel, arroser d'huile, bien mélanger et cuire au four à 350 degrés F pendant 25 minutes.
4. Laissez les panais refroidir légèrement avant de servir comme plat d'accompagnement céto.

Apprécier!

Nutrition:calories 140, lipides 2, fibres 1, glucides 1, protéines 6

Incroyable plat d'accompagnement irlandais

C'est tellement incroyable et frais !

Temps de préparation : 10 minutes.
Temps de cuisson : 15 minutes.
Portions : 6

Ingrédients:

- 1 tasse de feuilles d'épinards
- 3 tasses de fleurons de chou-fleur
- ¼ tasse de crème
- 4 cuillères à soupe de ghee
- Sel et poivre noir au goût
- ½ tasse de crème sure
- 1 avocat, dénoyauté et pelé

Adresses :

1. Dans un bol résistant à la chaleur, mélangez les épinards avec les fleurons de chou-fleur, placez au micro-ondes et laissez cuire 15 minutes.

2. Écrasez l'avocat avec une fourchette et ajoutez-le au mélange d'épinards.
3. Ajoutez également du sel, du poivre, de la crème, du ghee et de la crème sure et mélangez avec un mixeur plongeant.
4. Transférer dans des assiettes et servir avec un steak.

Apprécier!

Nutrition: calories 190, lipides 16, fibres 7, glucides 3, protéines 5

Courgettes cuites deux fois

Servez-le avec un plat d'agneau et dégustez !

Temps de préparation : 10 minutes.
Temps de cuisson : 30 minutes.
Portions : 4

Ingrédients:

- 2 courgettes, coupées en deux et chaque moitié coupée en deux dans le sens de la longueur
- ¼ tasse d'oignon jaune haché
- ½ tasse de fromage cheddar, râpé
- 4 tranches de bacon, cuites et émiettées
- ¼ tasse de crème sure
- 2 onces de fromage à la crème, à pâte molle
- 1 cuillère à soupe de piment jalapeno haché
- Sel et poivre noir au goût
- 2 cuillères à soupe de ghee

Adresses :

1. Retirez l'intérieur des courgettes, placez la chair dans un bol et placez les coupelles de courgettes dans un plat allant au four.

2. Ajouter l'oignon, le fromage cheddar, le bacon émietté, le jalapeno, le sel, le poivre, la crème sure, le fromage à la crème et le ghee dans le bol.
3. Battez très bien, remplissez les quartiers de courgettes avec ce mélange, mettez au four à 350 degrés F et enfournez pour 30 minutes.
4. Répartir les courgettes dans les assiettes et servir avec quelques côtelettes d'agneau à part.

Apprécier!

Nutrition:calories 260, lipides 22, fibres 4, glucides 3, protéines 10

sauce délicieuse

Cette sauce d'accompagnement céto est hors de ce monde !

Temps de préparation : 10 minutes.
Temps de cuisson : 10 minutes.
Portions : 4

Ingrédients:

- 4 onces de saucisses hachées
- Sel et poivre noir au goût
- 1 tasse de crème épaisse
- 2 cuillères à soupe de ghee
- ½ cuillère à café de gomme guar

Adresses :

1. Faites chauffer une poêle à feu moyen, ajoutez les morceaux de saucisses, remuez, laissez cuire 4 minutes et transférez dans une assiette.
2. Remettre la poêle sur feu moyen, ajouter le ghee et faire fondre.
3. Ajoutez la crème, le sel, le poivre et la gomme de guar, remuez et laissez cuire jusqu'à ce qu'elle commence à épaissir.

4. Remettez la saucisse dans la poêle, remuez bien, retirez du feu et arrosez-en un délicieux steak céto.

Apprécier!

Nutrition:calories 345, lipides 34, fibres 0, glucides 2, protéines 4

Pilaf aux champignons et au chanvre

C'est un accompagnement très intéressant et délicieux !

Temps de préparation : 10 minutes.
Temps de cuisson : 20 minutes.
Portions : 4

Ingrédients:

- 2 cuillères à soupe de ghee
- ¼ tasse d'amandes tranchées
- 3 champignons, hachés
- 1 tasse de graines de chanvre
- Sel et poivre noir au goût
- ½ cuillère à café de poudre d'ail
- ½ tasse de bouillon de poulet
- ¼ cuillère à café de persil séché

Adresses :

1. Faites chauffer une poêle avec le ghee à feu moyen, ajoutez les amandes et les champignons, remuez et laissez cuire 4 minutes.
2. Ajoutez les graines de chanvre et remuez.

3. Ajouter le sel, le poivre, le persil, la poudre d'ail et le bouillon, remuer, réduire le feu, couvrir la casserole et laisser mijoter jusqu'à ce que le bouillon soit absorbé.
4. Répartir dans les assiettes et servir en garniture.

Apprécier!

Nutrition: calories 324, lipides 24, fibres 15, glucides 2, protéines 15

Salade asiatique

Il a une saveur délicieuse et étonnante ! Cela va parfaitement avec des crevettes céto !

Temps de préparation : 30 minutes.
Temps de cuisson : 10 minutes.
Portions : 4

Ingrédients:

- 1 gros concombre, tranché finement
- 1 oignon haché
- 2 cuillères à soupe d'huile de coco
- 1 paquet de nouilles asiatiques
- 1 cuillère à soupe de vinaigre balsamique
- 1 cuillère à soupe d'huile de sésame
- ¼ cuillère à café de flocons de piment rouge
- Sel et poivre noir au goût
- 1 cuillère à café de sésame

Adresses :

1. Cuire les nouilles selon les instructions sur l'emballage, égoutter et bien rincer.

2. Faites chauffer une poêle avec l'huile de coco à feu moyen-vif, ajoutez les nouilles, couvrez la poêle et faites frire pendant 5 minutes jusqu'à ce qu'elles soient suffisamment croustillantes.
3. Transférez-les sur du papier absorbant et égouttez la graisse.
4. Dans un bol, mélanger les tranches de concombre avec l'oignon vert, les flocons de piment, le vinaigre, l'huile de sésame, les graines de sésame, le sel, le poivre et les nouilles.
5. Remuer pour bien enrober, réfrigérer pendant 30 minutes et servir en accompagnement de crevettes grillées.

Apprécier!

Nutrition: calories 400, lipides 34, fibres 2, glucides 4, protéines 2

Assiette de légumes mélangés

Servir avec un délicieux steak céto !

Temps de préparation : 10 minutes.
Temps de cuisson : 10 minutes.
Portions : 4

Ingrédients:

- 14 onces de champignons, tranchés
- 3 onces de fleurons de brocoli
- 3,5 onces de pois mange-tout
- 6 cuillères à soupe d'huile d'olive
- Sel et poivre noir au goût
- 3 onces de poivron, coupé en lanières
- 3 onces d'épinards, hachés
- 2 cuillères à soupe d'ail émincé
- 2 cuillères à soupe de graines de citrouille
- Une pincée de flocons de piment rouge

Adresses :

1. Faites chauffer une poêle avec l'huile à feu moyen-vif, ajoutez l'ail, remuez et laissez cuire 1 minute.

2. Ajoutez les champignons, remuez et laissez cuire encore 3 minutes.
3. Ajoutez le brocoli et remuez le tout.
4. Ajoutez les petits pois et les poivrons et remuez à nouveau.
5. Ajoutez du sel, du poivre, des graines de citrouille et des flocons de piment, remuez et laissez cuire quelques minutes.
6. Ajouter les épinards, remuer délicatement, cuire quelques minutes, répartir dans les assiettes et servir en accompagnement.

Apprécier!

Nutrition:calories 247, lipides 23, fibres 4, glucides 3, protéines 7

Incroyable polenta de chou-fleur

Cela devrait être très intéressant ! Apprenons à le préparer !

Temps de préparation : 10 minutes.
Temps de cuisson : 1 heure.
Portions : 2

Ingrédients:

- 1 tête de chou-fleur, fleurons séparés et hachés
- ¼ tasse de noisettes
- 1 cuillère à soupe d'huile d'olive + 2 cuillères à café d'huile d'olive extra vierge
- 1 petit oignon jaune, haché
- 3 tasses de champignons shiitake hachés
- 4 gousses d'ail
- 3 cuillères à soupe de levure nutritionnelle
- ½ tasse d'eau
- Persil haché pour servir

Adresses :

1. Étalez les noisettes sur une plaque à pâtisserie tapissée, placez-les au four à 350 degrés F et faites cuire 10 minutes.

2. Sortez les noisettes du four, laissez-les refroidir, hachez-les et réservez pour l'instant.
3. Étalez les fleurons de chou-fleur sur la plaque à pâtisserie, arrosez d'1 cuillère à café d'huile, mettez au four à 400 degrés F et faites cuire au four pendant 30 minutes.
4. Dans un bol, mélanger l'huile avec ½ cuillère à café d'huile et mélanger pour bien enrober.
5. Mettez les gousses d'ail sur un morceau de papier d'aluminium, arrosez de ½ cuillère à café d'huile et enveloppez.
6. Étalez l'oignon à côté du chou-fleur, ajoutez également l'ail enveloppé sur la plaque à pâtisserie, mettez le tout au four et faites cuire au four pendant 20 minutes.
7. Faites chauffer une poêle avec le reste de l'huile à feu moyen-vif, ajoutez les champignons, remuez et laissez cuire 8 minutes.
8. Retirez le chou-fleur du four et transférez-le dans votre robot culinaire.
9. Déballez l'ail, épluchez-le et ajoutez-le également au robot culinaire.
10. Ajoutez l'oignon, la levure, le sel et le poivre et mélangez bien le tout.

11. Répartir la polenta dans les assiettes, garnir de champignons, de noisettes et de persil et servir en accompagnement.

Apprécier!

Nutrition: calories 342, lipides 21, fibres 12, glucides 3, protéines 14

Garniture étonnante

Cela vous surprendra totalement !

Temps de préparation : 10 minutes.
Il est temps de cuisiner: 4 heures et 20 minutes
Portions : 8

Ingrédients:
- 2 tasses de farine d'amande
- 2 cuillères à soupe de poudre de protéine de lactosérum
- ¼ tasse de farine de noix de coco
- ½ cuillère à café de poudre d'ail
- 2 cuillères à café de levure
- 1 et ¼ tasses de fromage cheddar, râpé
- 2 oeufs
- ¼ tasse de ghee fondu
- ¾ tasse d'eau

Pour le fourrage:
- ½ tasse d'oignon jaune haché
- 2 cuillères à soupe de ghee
- 1 poivron rouge haché
- 1 piment jalapeno, haché

- Sel et poivre noir au goût
- 12 onces de saucisses hachées
- 2 oeufs
- ¾ tasse de bouillon de poulet
- ¼ tasse de crème fouettée

Adresses :
1. Dans un bol, mélangez la farine de noix de coco avec la protéine de lactosérum, la farine d'amande, la poudre d'ail, la levure chimique et 1 tasse de fromage cheddar et mélangez.
2. Ajouter l'eau, 2 œufs et ¼ tasse de ghee et bien mélanger.
3. Transférez-le dans un plat allant au four graissé, saupoudrez du reste du fromage cheddar, placez au four à 325 degrés F et faites cuire au four pendant 30 minutes.
4. Laissez le pain refroidir pendant 15 minutes et coupez-le en cubes.
5. Étalez les cubes de pain sur une plaque à pâtisserie tapissée, mettez-les au four à 200 degrés F et faites cuire au four pendant 3 heures.
6. Sortez les cubes de pain du four et réservez-les pour le moment.
7. Faites chauffer une poêle avec 2 cuillères à soupe de ghee à feu moyen, ajoutez l'oignon, remuez et laissez cuire 4 minutes.
8. Ajoutez le jalapeño et le poivron rouge, remuez et laissez cuire 5 minutes.

9. Salez et poivrez, remuez et transférez le tout dans un bol.
10. Faites chauffer la même poêle à feu moyen, ajoutez le saucisson, remuez et laissez cuire 10 minutes.
11. Transférer dans le bol avec les légumes, ajouter également le bouillon, le pain et remuer le tout.
12. Dans un autre bol, battez 2 œufs avec un peu de sel, de poivre et de crème fouettée.
13. Ajoutez-le au mélange de saucisses et de pain, remuez, transférez dans un plat allant au four graissé, placez au four à 325 degrés F et faites cuire au four pendant 30 minutes.
14. Servir chaud en accompagnement.

Apprécier!

Nutrition: calories 340, lipides 4, fibres 6, glucides 3,4, protéines 7

Champignons spéciaux

C'est si bon! Il faut l'essayer pour voir !

Temps de préparation : 10 minutes.
Temps de cuisson : 30 minutes.
Portions : 4

Ingrédients:

- 4 cuillères à soupe de ghee
- 16 onces de petits champignons
- Sel et poivre noir au goût
- 3 cuillères à soupe d'oignon séché
- 3 cuillères à soupe de flocons de persil
- 1 cuillère à café de poudre d'ail

Adresses :

1. Dans un bol, mélangez les flocons de persil avec l'oignon, le sel, le poivre et la poudre d'ail et remuez.
2. Dans un autre bol, mélanger les champignons avec le ghee fondu et remuer pour bien enrober.
3. Ajouter le mélange d'assaisonnement, bien mélanger, étaler sur une plaque à pâtisserie tapissée, mettre au

four à 300 degrés F et cuire au four pendant 30 minutes.
4. Servir comme plat d'accompagnement pour un délicieux rôti céto.

Apprécier!

Nutrition:calories 152, lipides 12, fibres 5, glucides 6, protéines 4

Haricots verts et vinaigrette salée

Vous trouverez ce plat d'accompagnement céto vraiment incroyable !

Temps de préparation : 10 minutes.
Temps de cuisson : 12 minutes.
Portions : 8

Ingrédients:

- 2 onces de chorizo haché
- 1 gousse d'ail, hachée
- 1 cuillère à café de jus de citron
- 2 cuillères à café de paprika fumé
- ½ tasse de vinaigre de coco
- 4 cuillères à soupe d'huile de noix de macadamia
- ¼ cuillère à café de coriandre moulue
- Sel et poivre noir au goût
- 2 cuillères à soupe d'huile de coco
- 2 cuillères à soupe de bouillon de bœuf
- 2 livres de haricots verts

Adresses :

1. Dans un mixeur, mixez le chorizo avec le sel, le poivre, le vinaigre, l'ail, le jus de citron, le paprika et la coriandre et mélangez bien.
2. Ajoutez le bouillon et l'huile de noix de macadamia et mélangez à nouveau.
3. Faites chauffer une poêle avec l'huile de coco à feu moyen, ajoutez le mélange de haricots verts et de chorizo, remuez et laissez cuire 10 minutes.
4. Répartir dans les assiettes et servir.

Apprécier!

Nutrition: calories 160, lipides 12, fibres 4, glucides 6, protéines 4

Garniture d'aubergines mijotées

Essayez ce plat d'accompagnement céto vietnamien !

Temps de préparation : 10 minutes.
Temps de cuisson : 15 minutes.
Portions : 4

Ingrédients:

- 1 grosse aubergine asiatique, coupée en morceaux moyens
- 1 oignon jaune, tranché finement
- 2 cuillères à soupe d'huile végétale
- 2 cuillères à café d'ail émincé
- ½ tasse de sauce vietnamienne
- ½ tasse d'eau
- 2 cuillères à café de pâte de chili
- ¼ tasse de lait de coco
- 4 oignons verts, hachés

Pour la sauce vietnamienne :

- 1 cuillère à café de sucre de palme
- ½ tasse de bouillon de poulet
- 2 cuillères à soupe de sauce de poisson

Adresses :

1. Mettez le bouillon dans une casserole et faites chauffer à feu moyen.
2. Ajoutez le sucre et la sauce de poisson, remuez bien et réservez pour l'instant.
3. Faites chauffer une poêle à feu moyen-vif, ajoutez les morceaux d'aubergines, faites revenir 2 minutes et transférez dans une assiette.
4. Faites chauffer à nouveau la poêle avec l'huile à feu moyen-vif, ajoutez l'oignon jaune et l'ail, remuez et laissez cuire 2 minutes.
5. Remettez les morceaux d'aubergines et laissez cuire 2 minutes.
6. Ajoutez l'eau, la sauce vietnamienne préparée plus tôt, la pâte de chili et le lait de coco, remuez et laissez cuire 5 minutes.
7. Ajouter les oignons verts, remuer, cuire encore 1 minute, transférer dans des assiettes et servir en garniture.

Apprécier!

Nutrition: calories 142, lipides 7, fibres 4, glucides 5, protéines 3

Soufflés au cheddar

Si vous suivez un régime cétogène, vous devez essayer ce plat d'accompagnement ! Servir avec un steak à part !

Temps de préparation : 10 minutes.
Temps de cuisson : 25 minutes.
Portions : 8

Ingrédients:

- ¾ tasse de crème épaisse
- 2 tasses de fromage cheddar, râpé
- 6 œufs
- Sel et poivre noir au goût
- ¼ cuillère à café de crème de tartre
- Une pincée de poivre de Cayenne
- ½ cuillère à café de gomme xanthane
- 1 cuillère à café de moutarde en poudre
- ¼ tasse de ciboulette, hachée
- ½ tasse de farine d'amande
- aérosol de cuisson

Adresses :

1. Dans un bol, mélanger la farine d'amande avec le sel, le poivre, la moutarde, la gomme xanthane et le poivre de Cayenne et bien battre.
2. Ajouter le fromage, la crème, la ciboulette, les œufs et la crème de tartre et bien battre à nouveau.
3. Beurrer 8 ramequins avec un enduit à cuisson, verser le mélange de cheddar et ciboulette, mettre au four à 350 degrés F et cuire au four pendant 25 minutes.
4. Servez vos soufflés avec un savoureux steak céto.

Apprécier!

Nutrition: calories 288, lipides 23, fibres 1, glucides 3,3, protéines 14

Savoureuse salade de chou-fleur

C'est tellement mieux que vous ne pourriez l'imaginer !

Temps de préparation : 10 minutes.

Temps de cuisson : 5 minutes.

Portions : 10

Ingrédients:

- 21 onces de chou-fleur, fleurons séparés
- Sel et poivre noir au goût
- 1 tasse d'oignon rouge haché
- 1 tasse de céleri haché
- 2 cuillères à soupe de vinaigre de cidre
- 1 cuillère à café de splendeur
- 4 œufs durs, pelés et hachés
- 1 tasse de mayonnaise
- 1 cuillère à soupe d'eau

Adresses :

1. Mettez les fleurons de chou-fleur dans un bol résistant à la chaleur, ajoutez l'eau, couvrez et faites cuire au micro-ondes pendant 5 minutes.

2. Laisser reposer encore 5 minutes et transférer dans un saladier.
3. Ajoutez le céleri, les œufs et les oignons et remuez délicatement.
4. Dans un bol, mélanger la mayonnaise avec le sel, le poivre, le splenda et le vinaigre et bien battre.
5. Ajoutez-le à la salade, mélangez pour bien enrober et servez immédiatement avec une salade.

Apprécier!

Nutrition: calories 211, lipides 20, fibres 2, glucides 3, protéines 4

Riz incroyable

Ne t'inquiète pas! Ce n'est pas fait avec du vrai riz !

Temps de préparation : 10 minutes.
Temps de cuisson : 30 minutes.
Portions : 4

Ingrédients:

- 1 tête de chou-fleur, fleurons séparés
- Sel et poivre noir au goût
- 10 onces de lait de coco
- ½ tasse d'eau
- 2 tranches de gingembre
- 2 cuillères à soupe de noix de coco râpée grillée

Adresses :

1. Mettez le chou-fleur dans votre robot culinaire et mélangez.
2. Transférer le riz au chou-fleur sur un torchon, bien presser et réserver.
3. Faites chauffer une casserole avec le lait de coco à feu moyen.

4. Ajoutez l'eau et le gingembre, remuez et portez à ébullition.
5. Ajoutez le chou-fleur, remuez et laissez cuire 30 minutes.
6. Jetez le gingembre, ajoutez le sel, le poivre et le zeste de noix de coco, remuez délicatement, répartissez dans les assiettes et servez en accompagnement d'un plat à base de poulet.

Apprécier!

Nutrition:calories 108, lipides 3, fibres 6, glucides 5, protéines 9

Apéritifs Keto et recettes d'apéritifs

Délicieux œufs marinés

C'est un fait! Ils sont delicieux!

Temps de préparation: 2 heures et 10 minutes
Temps de cuisson : 7 minutes.
Portions : 4

Ingrédients:

- 6 œufs
- 1 et ¼ tasses d'eau
- ¼ tasse de vinaigre de riz non sucré
- 2 cuillères à soupe d'aminos de noix de coco
- Sel et poivre noir au goût
- 2 gousses d'ail, hachées
- 1 cuillère à café de stévia
- 4 onces de fromage à la crème
- 1 cuillère à soupe de ciboulette hachée

Adresses :

1. Mettez les œufs dans une casserole, couvrez d'eau, portez à ébullition à feu moyen, couvrez et laissez cuire 7 minutes.
2. Rincer les œufs sous l'eau froide et laisser refroidir.

3. Dans un bol, mélangez 1 tasse d'eau avec les acides aminés de noix de coco, le vinaigre, la stévia et l'ail et fouettez bien.
4. Mettez les œufs dans ce mélange, couvrez-les d'un torchon et réservez-les 2 heures en les tournant de temps en temps.
5. Épluchez les œufs, coupez-les en deux et mettez les jaunes dans un bol.
6. Ajouter ¼ tasse d'eau, le fromage à la crème, le sel, le poivre et la ciboulette et bien mélanger.
7. Remplissez les blancs d'œufs avec ce mélange et servez.

Apprécier!

Nutrition: calories 210, lipides 3, fibres 1, glucides 3, protéines 12

Trempette aux saucisses et au fromage

C'est une excellente idée en entrée ou en collation !

Temps de préparation : 10 minutes.
Il est temps de cuisiner: 2 heures et 10 minutes
Portions : 28

Ingrédients:

- 8 onces de fromage à la crème
- Une pincée de sel et de poivre noir.
- 16 onces de crème sure
- 8 onces de fromage pepper jack, haché
- 15 onces de tomates en conserve mélangées à des habaneros
- 1 livre de saucisse italienne, hachée
- ¼ tasse d'oignons verts hachés

Adresses :

1. Faites chauffer une poêle à feu moyen, ajoutez les saucisses, remuez et faites cuire jusqu'à ce qu'elles soient dorées.
2. Ajouter le mélange de tomates, remuer et cuire encore 4 minutes.

3. Ajoutez une pincée de sel, du poivre et les oignons verts, remuez et laissez cuire 4 minutes.
4. Étalez du fromage pepper jack au fond de votre mijoteuse.
5. Ajouter le fromage à la crème, le mélange de saucisses et la crème sure, couvrir et cuire à puissance élevée pendant 2 heures.
6. Découvrez la mijoteuse, incorporez la sauce, transférez dans un bol et servez.

Apprécier!

Nutrition: calories 144, lipides 12, fibres 1, glucides 3, protéines 6

Trempette salée à l'oignon et au chou-fleur

C'est une combinaison vraiment étonnante ! Essayez-le !

Temps de préparation: 2 heures 10 minutes
Temps de cuisson : 30 minutes.
Portions : 24

Ingrédients:

- 1 et ½ tasse de bouillon de poulet
- 1 tête de chou-fleur, fleurons séparés
- ¼ tasse de mayonnaise
- ½ tasse d'oignon jaune haché
- ¾ tasse de fromage à la crème
- ½ cuillère à café de poudre de chili
- ½ cuillère à café de cumin moulu
- ½ cuillère à café de poudre d'ail
- Sel et poivre noir au goût

Adresses :

1. Mettez le bouillon dans une casserole, ajoutez le chou-fleur et l'oignon, faites chauffer à feu moyen et laissez cuire 30 minutes.

2. Ajoutez la poudre de chili, le sel, le poivre, le cumin et la poudre d'ail et remuez.
3. Ajoutez également le fromage à la crème et remuez un peu jusqu'à ce qu'il fonde.
4. Mixez avec un mixeur plongeant et mélangez avec la mayonnaise.
5. Transférer dans un bol et conserver au réfrigérateur 2 heures avant de servir.

Apprécier!

Nutrition: calories 60, lipides 4, fibres 1, glucides 1, protéines 1

Délicieux biscuits au pesto

C'est l'une des collations céto les plus savoureuses de tous les temps !

Temps de préparation : 10 minutes.

Temps de cuisson : 17 minutes.

Portions : 6

Ingrédients:

- ½ cuillère à café de levure chimique
- Sel et poivre noir au goût
- 1 et ¼ tasses de farine d'amande
- ¼ cuillère à café de basilic séché
- 1 gousse d'ail, hachée
- 2 cuillères à soupe de pesto de basilic
- Une pincée de poivre de Cayenne
- 3 cuillères à soupe de ghee

Adresses :

1. Dans un bol, mélangez le sel, le poivre, la levure chimique et la farine d'amande.
2. Ajouter l'ail, le poivre de Cayenne et le basilic et remuer.
3. Ajoutez le pesto et battez.

4. Ajoutez également du ghee et mélangez votre pâte avec votre doigt.
5. Étalez cette pâte sur une plaque à pâtisserie tapissée, placez-la au four à 325 degrés F et faites cuire au four pendant 17 minutes.
6. Laissez refroidir, coupez vos biscuits et servez-les en collation.

Apprécier!

Nutrition: calories 200, lipides 20, fibres 1, glucides 4, protéines 7

Muffins à la citrouille

Vous pouvez même emporter cette collation au bureau !

Temps de préparation : 10 minutes.
Temps de cuisson : 15 minutes.
Portions : 18

Ingrédients:

- ¼ tasse de beurre de graines de tournesol
- ¾ tasse de purée de citrouille
- 2 cuillères à soupe de farine de lin
- ¼ tasse de farine de noix de coco
- ½ tasse d'érythritol
- ½ cuillère à café de muscade moulue
- 1 cuillère à café de cannelle moulue
- ½ cuillère à café de bicarbonate de soude
- 1 oeuf
- ½ cuillère à café de levure chimique
- Une pincée de sel

Adresses :

1. Dans un bol, mélangez le beurre avec la purée de potiron et l'œuf et mélangez bien.

2. Ajouter la farine de graines de lin, la farine de noix de coco, l'érythritol, le bicarbonate de soude, la levure chimique, la muscade, la cannelle et une pincée de sel et bien mélanger.
3. Versez le tout dans un moule à muffins graissé, mettez au four à 350 degrés F et faites cuire 15 minutes.
4. Laissez les muffins refroidir et servez-les comme collation.

Apprécier!

Nutrition: calories 50, lipides 3, fibres 1, glucides 2, protéines 2

délicieuses bombes

Cette collation est facile à préparer ! Essayez-le !

Temps de préparation : 10 minutes.
Temps de cuisson : 0 minutes.
Portions : 6

Ingrédients:
- 8 olives noires dénoyautées et hachées
- Sel et poivre noir au goût
- 2 cuillères à soupe de pesto de tomates séchées
- 14 tranches de pepperoni, hachées
- 4 onces de fromage à la crème
- 1 cuillère à soupe de basilic haché

Adresses :
1. Dans un bol, mélanger le fromage à la crème avec le sel, le poivre, le pepperoni, le basilic, le pesto de tomates séchées et les olives noires et bien mélanger.
2. Formez des boules avec ce mélange, disposez-les sur une assiette et servez.

Apprécier!

Nutrition:calories 110, lipides 10, fibres 0, glucides 1,4, protéines 3

Chips tortillas spéciales

C'est une recette céto exceptionnelle !

Temps de préparation : 10 minutes.
Temps de cuisson : 14 minutes.
Portions : 6

Ingrédients:

Pour les tortillas :

- 2 cuillères à café d'huile d'olive
- 1 tasse de farine de graines de lin
- 2 cuillères à soupe de poudre de cosse de psyllium
- ¼ cuillère à café de gomme xanthane
- 1 tasse d'eau
- ½ cuillère à café de curry en poudre
- 3 cuillères à café de farine de noix de coco

Pour les frites :

- 6 tortillas aux graines de lin
- Sel et poivre noir au goût
- 3 cuillères à soupe d'huile végétale
- Sauce fraîche pour servir
- crème sure pour servir

Adresses :

1. Dans un bol, mélangez la farine de lin avec la poudre de psyllium, l'huile d'olive, la gomme xanthane, l'eau et la poudre de curry et mélangez jusqu'à obtenir une pâte élastique.
2. Étalez la farine de coco sur un plan de travail.
3. Divisez la pâte en 6 morceaux, placez chaque morceau sur le plan de travail, roulez en cercle et coupez chacun en 6 morceaux.
4. Faites chauffer une poêle avec l'huile végétale à feu moyen-vif, ajoutez les chips tortilla, faites cuire 2 minutes de chaque côté et transférez sur du papier absorbant.
5. Mettez les chips tortilla dans un bol, assaisonnez de sel et de poivre et servez avec un peu de salsa fraîche et de crème sure en accompagnement.

Apprécier!

Nutrition: calories 30, lipides 3, fibres 1,2, glucides 0,5, protéines 1

Boulettes de jalapeño étonnantes

Ils sont faciles à préparer, mais pleins de saveurs et délicieux !

Temps de préparation : 10 minutes.
Temps de cuisson : 10 minutes.
Portions : 3

Ingrédients:

- 3 tranches de bacon
- 3 onces de fromage à la crème
- ¼ cuillère à café de poudre d'oignon
- Sel et poivre noir au goût
- 1 piment jalapeno, haché
- ½ cuillère à café de persil séché
- ¼ cuillère à café de poudre d'ail

Adresses :

1. Chauffer une poêle à feu moyen-vif, ajouter le bacon, cuire jusqu'à ce qu'il soit croustillant, transférer sur du papier absorbant, égoutter le gras et émietter.
2. Réserver la graisse de bacon de la poêle.

3. Dans un bol, mélanger le fromage à la crème avec le piment jalapeno, l'oignon et la poudre d'ail, le persil, le sel et le poivre et bien mélanger.
4. Ajoutez la graisse de lard et les lardons émiettés, remuez délicatement, formez des boules avec ce mélange et servez.

Apprécier!

Nutrition: calories 200, lipides 18, fibres 1, glucides 2, protéines 5

Muffins au cheeseburger

C'est un excellent apéritif céto pour une soirée sportive !

Temps de préparation : 10 minutes.

Temps de cuisson : 30 minutes.

Portions : 9

Ingrédients:

- ½ tasse de farine de graines de lin
- ½ tasse de farine d'amande
- Sel et poivre noir au goût
- 2 oeufs
- 1 cuillère à café de levure chimique
- ¼ tasse de crème sure

Pour remplissage:

- ½ cuillère à café de poudre d'oignon
- 16 onces de bœuf haché
- Sel et poivre noir au goût
- 2 cuillères à soupe de concentré de tomate
- ½ cuillère à café de poudre d'ail
- ½ tasse de fromage cheddar râpé
- 2 cuillères à soupe de moutarde

Adresses :

1. Dans un bol, mélangez la farine d'amande avec la farine de lin, le sel, le poivre et la levure chimique et fouettez.
2. Ajoutez les œufs et la crème sure et remuez très bien.
3. Répartissez-le dans un moule à muffins graissé et pressez bien avec vos doigts.
4. Faites chauffer une poêle à feu moyen-vif, ajoutez la viande, remuez et faites dorer quelques minutes.
5. Ajouter le sel, le poivre, la poudre d'oignon, la poudre d'ail et la pâte de tomate et bien mélanger.
6. Cuire encore 5 minutes et retirer du feu.
7. Remplissez les croûtes à cupcakes de ce mélange, mettez au four à 350 degrés F et faites cuire au four pendant 15 minutes.
8. Étalez le fromage dessus, remettez au four et faites cuire les muffins encore 5 minutes.
9. Servir avec de la moutarde et vos garnitures préférées.

Apprécier!

Nutrition: calories 245, lipides 16, fibres 6, glucides 2, protéines 14

Savoureuse trempette à pizza

Vous allez adorer cette superbe trempette !

Temps de préparation : 10 minutes.
Temps de cuisson : 20 minutes.
Portions : 4

Ingrédients:

- 4 onces de fromage à la crème, à pâte molle
- ½ tasse de fromage mozzarella
- ¼ tasse de crème sure
- Sel et poivre noir au goût
- 1/2 tasse de sauce tomate
- ¼ tasse de mayonnaise
- ¼ tasse de parmesan râpé
- 1 cuillère à soupe de poivron vert haché
- 6 tranches de pepperoni, hachées
- ½ cuillère à café d'assaisonnement italien
- 4 olives noires dénoyautées et hachées

Adresses :

1. Dans un bol, mélanger le fromage à la crème avec la mozzarella, la crème sure, la mayonnaise, le sel et le poivre et bien mélanger.
2. Répartissez le tout dans 4 ramequins, ajoutez une couche de sauce tomate, puis une couche de parmesan, garnissez de poivron, de pepperoni, d'assaisonnement italien et d'olives noires.
3. Mettre au four à 350 degrés F et cuire au four pendant 20 minutes.
4. Servir chaud.

Apprécier!

Nutrition:calories 400, lipides 34, fibres 4, glucides 4, protéines 15

Incroyable collation de muffins Keto

Tout le monde apprécie un beau cadeau ! Essayez celui-ci bientôt !

Temps de préparation : 10 minutes.

Temps de cuisson : 15 minutes.

Portions : 20

Ingrédients:

- ½ tasse de farine de graines de lin
- ½ tasse de farine d'amande
- 3 cuillères à soupe de twist
- 1 cuillère à soupe de poudre de psyllium
- Une pincée de sel
- aérosol de cuisson
- ¼ cuillère à café de levure chimique
- 1 oeuf
- ¼ tasse de lait de coco
- 1/3 tasse de crème sure
- 3 saucisses, coupées en 20 morceaux

Adresses :

1. Dans un bol, mélangez la farine de graines de lin avec la farine, la poudre de psyllium, la vesce, le sel et la levure chimique et remuez.
2. Ajouter l'œuf, la crème sure et le lait de coco et bien battre.
3. Graisser un moule à muffins avec de l'huile de cuisson, diviser la pâte que vous venez de faire, coller un morceau de hot dog au milieu de chaque muffin, mettre au four à 350 degrés F et cuire au four pendant 12 minutes.
4. Griller encore 3 minutes sur le gril préchauffé, répartir dans les assiettes et servir.

Apprécier!

Nutrition: calories 80, lipides 6, fibres 1, glucides 1, protéines 3

Incroyable collation au fromage frit

C'est une collation céto croustillante et savoureuse !

Temps de préparation : 10 minutes.
Temps de cuisson : 10 minutes.
Portions : 6

Ingrédients:

- 2 onces d'olives, dénoyautées et hachées
- 5 onces de fromage blanc, coupé en cubes et congeler quelques minutes
- Une pincée de flocons de piment rouge
- 1 et ½ cuillère à soupe d'huile d'olive

Adresses :

1. Faites chauffer une poêle avec l'huile à feu moyen-vif, ajoutez les cubes de fromage et faites cuire jusqu'à ce que le fond fonde un peu.
2. Retournez les cubes avec une spatule et parsemez dessus d'olives noires.
3. Laissez les cubes cuire un peu plus longtemps, retournez-les, saupoudrez-les de flocons de piment

rouge et faites cuire jusqu'à ce qu'ils soient croustillants.
4. Retourner, cuire de l'autre côté jusqu'à ce qu'il soit également croustillant, transférer sur une planche à découper, couper en petits blocs, puis servir comme collation.

Apprécier!

Nutrition:calories 500, lipides 43, fibres 4, glucides 2, protéines 30

Barres à l'érable et aux noix

C'est une collation céto très saine à essayer bientôt !

Temps de préparation : 10 minutes.
Temps de cuisson : 25 minutes.
Portions : 12

Ingrédients:

- ½ tasse de farine de graines de lin
- 2 tasses de noix, grillées et concassées
- 1 tasse de farine d'amande
- ½ tasse d'huile de coco
- ¼ cuillère à café de stévia
- ½ tasse de noix de coco, râpée
- ¼ tasse de « sirop d'érable »

Pour le sirop d'érable :

- ¼ tasse d'érythritol
- 2 et ¼ cuillère à café d'huile de coco
- 1 cuillère à soupe de ghee
- ¼ cuillère à café de gomme xanthane
- ¾ tasse d'eau
- 2 cuillères à café d'extrait d'érable

- ½ cuillère à café d'extrait de vanille

Adresses :

1. Dans un bol résistant à la chaleur, mélangez le ghee avec 2 cuillères à café et ¼ d'huile de coco et de gomme xanthane, remuez, passez au micro-ondes et faites chauffer pendant 1 minute.
2. Ajouter l'érythritol, l'eau, l'extrait d'érable et la vanille, bien mélanger et passer au micro-ondes pendant 1 minute supplémentaire.
3. Dans un bol, mélangez la farine de lin avec la farine de noix de coco et d'amande et remuez.
4. Ajoutez les noix et remuez à nouveau.
5. Ajoutez ¼ tasse de « sirop d'érable », la stevia et ½ tasse d'huile de coco et remuez bien.
6. Étalez-le sur une plaque à pâtisserie, pressez bien, mettez au four à 350 degrés F et faites cuire 25 minutes.
7. Laisser refroidir, couper en 12 barres et servir comme collation céto.

Apprécier!

Nutrition: calories 300, lipides 30, fibres 12, glucides 2, protéines 5

Incroyable collation aux graines de chia

Essayez ces délicieux biscuits dès aujourd'hui !

Temps de préparation : 10 minutes.

Temps de cuisson : 35 minutes.

Portions : 36

Ingrédients:

- 1 et ¼ tasse d'eau glacée
- ½ tasse de graines de chia, moulues
- 3 onces de fromage cheddar râpé
- ¼ cuillère à café de gomme xanthane
- 2 cuillères à soupe d'huile d'olive
- 2 cuillères à soupe de poudre de cosse de psyllium
- ¼ cuillère à café d'origan séché
- ¼ cuillère à café de poudre d'ail
- ¼ cuillère à café de poudre d'oignon
- Sel et poivre noir au goût
- ¼ cuillère à café de paprika doux

Adresses :

1. Dans un bol, mélangez les graines de chia avec la gomme xanthane, la poudre de psyllium, l'origan, la

poudre d'ail et d'oignon, le paprika, le sel et le poivre et remuez.
2. Ajouter l'huile et bien mélanger.
3. Ajoutez de l'eau glacée et remuez jusqu'à obtenir une pâte ferme.
4. Étalez-le sur une plaque à pâtisserie, placez au four à 350 degrés F et faites cuire au four pendant 35 minutes.
5. Laisser refroidir, couper en 36 biscuits et servir de collation céto.

Apprécier!

Nutrition: calories 50, lipides 3, fibres 1, glucides 0,1, protéines 2

Tartes aux tomates simples

Ce sont des collations céto simples mais très savoureuses !

Temps de préparation : 10 minutes.
Il est temps de cuisiner: 1 heure et 10 minutes
Portions : 12

Ingrédients:
- ¼ tasse d'huile d'olive
- 2 tomates, tranchées
- Sel et poivre noir au goût

Pour le socle :
- 5 cuillères à soupe de ghee
- 1 cuillère à soupe d'enveloppe de psyllium
- ½ tasse de farine d'amande
- 2 cuillères à soupe de farine de noix de coco
- Une pincée de sel

Pour remplissage:
- 2 cuillères à café d'ail émincé
- 3 cuillères à café de thym haché
- 2 cuillères à soupe d'huile d'olive
- 3 onces de fromage de chèvre, émietté

- 1 petit oignon, tranché finement

Adresses :

1. Étalez les tranches de tomates sur une plaque à pâtisserie tapissée, assaisonnez de sel et de poivre, arrosez de ¼ tasse d'huile d'olive, mettez au four à 425 degrés F et faites cuire au four pendant 40 minutes.
2. Pendant ce temps, dans votre robot culinaire, mélangez la farine d'amande avec la coque de psyllium, la farine de coco, le sel, le poivre et le beurre froid et remuez jusqu'à obtenir une pâte.
3. Répartissez cette pâte dans des moules à cupcakes en silicone, pressez bien, placez au four à 350 degrés F et enfournez pendant 20 minutes.
4. Sortez les cupcakes du four et réservez-les.
5. Sortez également les tranches de tomates du four et laissez-les refroidir légèrement.
6. Répartissez les tranches de tomates sur les cupcakes.
7. Faites chauffer une poêle avec 2 cuillères à soupe d'huile d'olive à feu moyen-vif, ajoutez l'oignon, remuez et laissez cuire 4 minutes.
8. Ajouter l'ail et le thym, remuer, cuire encore 1 minute et retirer du feu.
9. Étalez ce mélange sur les tranches de tomates.
10. Saupoudrer de fromage de chèvre, remettre au four et cuire à 350 degrés F pendant encore 5 minutes.

11. Disposer sur une assiette et servir.

Apprécier!

Nutrition:calories 163, lipides 13, fibres 1, glucides 3, protéines 3

Trempette à l'avocat

Ce n'est pas du guacamole mais c'est quand même délicieux !

Temps de préparation: 3 heures et 10 minutes
Temps de cuisson : 10 minutes.
Portions : 4

Ingrédients:

- ¼ tasse d'érythritol en poudre
- 2 avocats dénoyautés, pelés et tranchés
- ¼ cuillère à café de stévia
- ½ tasse de coriandre hachée
- Jus et zeste de 2 citrons verts
- 1 tasse de lait de coco

Adresses :

1. Placez les tranches d'avocat sur une plaque à pâtisserie tapissée, pressez dessus la moitié du jus de citron vert et réservez au congélateur pendant 3 heures.
2. Faites chauffer le lait de coco dans une poêle à feu moyen.
3. Ajoutez le zeste de citron, remuez et portez à ébullition.

4. Ajouter la poudre d'érythritol, remuer, retirer du feu et laisser refroidir légèrement.
5. Transférez l'avocat dans votre robot culinaire, ajoutez le reste du jus de citron vert et de la coriandre et mélangez bien.
6. Ajoutez le mélange de lait de coco et de stevia et mélangez bien.
7. Transférer dans un bol et servir immédiatement.

Apprécier!

Nutrition: calories 150, lipides 14, fibres 2, glucides 4, protéines 2

Apéritif spécial prosciutto et crevettes

Tu dois aimer ça ! C'est délicieux!

Temps de préparation : 10 minutes.
Temps de cuisson : 20 minutes.
Portions : 16

Ingrédients:

- 2 cuillères à soupe d'huile d'olive
- 10 onces de crevettes cuites, décortiquées et déveinées
- 1 cuillère à soupe de menthe hachée
- 2 cuillères à soupe d'érythritol
- 1/3 tasse de mûres, écrasées
- 11 prosciutto tranchés
- 1/3 tasse de vin rouge

Adresses :

1. Enveloppez chaque crevette dans des tranches de prosciutto, placez-les sur une plaque à pâtisserie tapissée, versez un filet d'huile d'olive dessus, mettez au four à 425 degrés F et faites cuire au four pendant 15 minutes.

2. Faites chauffer une poêle avec les mûres moulues à feu moyen, ajoutez la menthe, le vin et l'érythritol, remuez, laissez cuire 3 minutes et retirez du feu.
3. Placer les crevettes sur une assiette, arroser de sauce aux mûres et servir.

Apprécier!

Nutrition: calories 245, lipides 12, fibres 2, glucides 1, protéines 14

Craquelins au brocoli et au cheddar

Cette collation vous rassasiera vraiment pendant quelques heures !

Temps de préparation : 10 minutes.

Temps de cuisson : 25 minutes.

Portions : 12

Ingrédients:

- 4 tasses de fleurons de brocoli
- 1 et ½ tasse de farine d'amande
- 1 cuillère à café de paprika
- Sel et poivre noir au goût
- 2 oeufs
- ¼ tasse d'huile de coco
- 2 tasses de fromage cheddar râpé
- 1 cuillère à café de poudre d'ail
- ½ cuillère à café de vinaigre de cidre de pomme
- ½ cuillère à café de bicarbonate de soude

Adresses :

1. Placez les fleurons de brocoli dans votre robot culinaire, ajoutez un peu de sel et de poivre et mélangez bien.

2. Dans un bol, mélangez la farine d'amande avec le sel, le poivre, le paprika, la poudre d'ail et le bicarbonate de soude et remuez.
3. Ajoutez le fromage cheddar, l'huile de coco, les œufs et le vinaigre et mélangez le tout.
4. Ajoutez le brocoli et remuez à nouveau.
5. Former 12 galettes, déposer sur une plaque à pâtisserie, mettre au four à 375 degrés F et cuire au four pendant 20 minutes.
6. Mettez le four sur gril et faites griller les biscuits pendant 5 minutes supplémentaires.
7. Disposer sur une assiette et servir.

Apprécier!

Nutrition: calories 163, lipides 12, fibres 2, glucides 2, protéines 7

Corndogs savoureux

Ils sont tellement délicieux et faciles à réaliser !

Temps de préparation : 10 minutes.
Temps de cuisson : 10 minutes.
Portions : 4

Ingrédients:

- 1 et ½ tasses d'huile d'olive
- 2 cuillères à soupe de crème épaisse
- 1 tasse de farine d'amande
- 4 saucisses
- 1 cuillère à café de levure chimique
- 1 cuillère à café d'assaisonnement italien
- 2 oeufs
- ½ cuillère à café de curcuma
- Sel et poivre noir au goût
- Une pincée de poivre de Cayenne

Adresses :

1. Dans un bol, mélanger la farine d'amande avec l'assaisonnement italien, la levure chimique, le

curcuma, le sel, le poivre et le poivre de Cayenne et bien mélanger.
2. Dans un autre bol, mélangez les œufs avec la crème épaisse et battez bien.
3. Mélangez les 2 mélanges et remuez bien.
4. Trempez les saucisses dans ce mélange et disposez-les sur une assiette.
5. Faites chauffer une poêle avec l'huile à feu moyen-vif, ajoutez les saucisses, faites cuire 2 minutes de chaque côté et transférez sur du papier absorbant.
6. Égoutter le gras, disposer sur une assiette et servir.

Apprécier!

Nutrition: calories 345, lipides 33, fibres 4, glucides 5, protéines 16

Nachos au poivre savoureux

Ils ont l'air merveilleux ! Ils sont tellement savoureux et sains !

Temps de préparation : 10 minutes.
Temps de cuisson : 20 minutes.
Portions : 6

Ingrédients:

- 500 g de poivrons coupés en deux
- Sel et poivre noir au goût
- 1 cuillère à café de poudre d'ail
- 1 cuillère à café de paprika doux
- ½ cuillère à café d'origan séché
- ¼ cuillère à café de flocons de piment rouge
- 1 livre de bœuf haché
- 1 tasse et ½ de fromage cheddar, râpé
- 1 cuillère à soupe de poudre de chili
- 1 cuillère à café de cumin moulu
- ½ tasse de tomates hachées
- crème sure pour servir

Adresses :

1. Dans un bol, mélanger la poudre de chili avec le paprika, le sel, le poivre, le cumin, l'origan, les flocons de piment et la poudre d'ail et remuer.
2. Faites chauffer une poêle à feu moyen, ajoutez la viande, remuez et faites revenir 10 minutes.
3. Ajouter le mélange de poudre de chili, remuer et retirer du feu.
4. Placer les moitiés de poivrons sur une plaque à pâtisserie tapissée, remplir du mélange de viande, saupoudrer de fromage, mettre au four à 400 degrés F et cuire au four pendant 10 minutes.
5. Sortez les poivrons du four, saupoudrez de tomates, répartissez dans les assiettes et servez avec de la crème sure dessus.

Apprécier!

Nutrition:calories 350, lipides 22, fibres 3, glucides 6, protéines 27

Barres au beurre d'amande

C'est une excellente collation céto pour une journée décontractée !

Temps de préparation: 2 heures et 10 minutes
Temps de cuisson : 2 minutes.
Portions : 12

Ingrédients:

- ¾ tasse de noix de coco, non sucrée et râpée
- ¾ tasse de beurre d'amande
- ¾ tasse de stévia
- 1 tasse de beurre d'amande
- 2 cuillères à soupe de beurre d'amande
- 4,5 onces de chocolat noir, haché
- 2 cuillères à soupe d'huile de coco

Adresses :

1. Dans un bol, mélangez la farine d'amande avec la stévia et la noix de coco et remuez bien.
2. Faites chauffer une poêle à feu moyen-doux, ajoutez 1 tasse de beurre d'amande et l'huile de coco et battez bien.
3. Ajoutez-le à la farine d'amande et remuez bien.

4. Transférez-le dans un plat allant au four et pressez bien.
5. Faites chauffer une autre poêle avec le chocolat en remuant fréquemment.
6. Ajouter le reste du beurre d'amande et bien battre à nouveau.
7. Versez-le sur le mélange d'amandes et étalez uniformément.
8. Placer au réfrigérateur pendant 2 heures, couper en 12 barres et servir de collation céto.

Apprécier!

Nutrition:calories 140, lipides 2, fibres 1, glucides 5, protéines 1

Délicieux sandwich aux courgettes

Essayez ceci aujourd'hui !

Temps de préparation : 10 minutes.
Temps de cuisson : 15 minutes.
Portions : 4

Ingrédients:
- 1 tasse de mozzarella râpée
- ¼ tasse de sauce tomate
- 1 courgette tranchée
- Sel et poivre noir au goût
- Une pincée de cumin
- aérosol de cuisson

Adresses :
1. Vaporisez une plaque de cuisson avec un peu d'huile et disposez les tranches de courgettes.
2. Étalez la sauce tomate sur les tranches de courgettes, assaisonnez de sel, poivre et cumin et saupoudrez de mozzarella râpée.
3. Mettre au four à 350 degrés F et cuire au four pendant 15 minutes.

4. Disposer sur une assiette et servir.

Apprécier!

Nutrition:calories 140, lipides 4, fibres 2, glucides 6, protéines 4

des chips à la courgette

Profitez d'une excellente collation avec seulement quelques calories !

Temps de préparation : 10 minutes.
Temps de cuisson : 3 heures.
Portions : 8

Ingrédients:

- 3 courgettes tranchées très finement
- Sel et poivre noir au goût
- 2 cuillères à soupe d'huile d'olive
- 2 cuillères à soupe de vinaigre balsamique

Adresses :

1. Dans un bol, mélanger l'huile avec le vinaigre, le sel et le poivre et bien battre.
2. Ajouter les tranches de courgettes, mélanger pour bien enrober et étaler sur une plaque à pâtisserie tapissée, mettre au four à 200 degrés F et cuire au four pendant 3 heures.
3. Laissez les frites refroidir et servez comme apéritif céto.

Apprécier!

Nutrition:calories 40, lipides 3, fibres 7, glucides 3, protéines 7

houmous nature

Tout le monde aime un bon houmous ! Essaye ça!

Temps de préparation : 10 minutes.
Temps de cuisson : 0 minutes.
Portions : 5

Ingrédients:
- 4 tasses de courgettes finement hachées
- ¼ tasse d'huile d'olive
- Sel et poivre noir au goût
- 4 gousses d'ail, émincées
- ¾ tasse de tahini
- ½ tasse de jus de citron
- 1 cuillère à soupe de cumin moulu

Adresses :
1. Dans votre mixeur, mélangez les courgettes avec le sel, le poivre, l'huile, le jus de citron, l'ail, le tahini et le cumin et mélangez très bien.
2. Transférer dans un bol et servir.

Apprécier!

Nutrition:calories 80, lipides 5, fibres 3, glucides 6, protéines 7

Bâtonnets de céleri incroyables

C'est bien! C'est en effet une incroyable collation céto !

Temps de préparation : 10 minutes.
Temps de cuisson : 0 minutes.
Portions : 12

Ingrédients:

- 2 tasses de poulet rôti, râpé
- 6 branches de céleri coupées en deux
- 3 cuillères à soupe de sauce tomate épicée
- ¼ tasse de mayonnaise
- Sel et poivre noir au goût
- ½ cuillère à café de poudre d'ail
- Un peu de ciboulette ciselée pour servir

Adresses :

1. Dans un bol, mélanger le poulet avec le sel, le poivre, la poudre d'ail, la mayonnaise et le ketchup et bien mélanger.
2. Disposez les morceaux de céleri sur une assiette, étalez dessus le mélange de poulet, saupoudrez d'un peu de ciboulette et servez.

Apprécier!

Nutrition:calories 100, lipides 2, fibres 3, glucides 1, protéines 6

Sandwich à la viande séchée

Nous sommes sûrs que vous allez adorer cette collation céto !

Temps de préparation : 6 heures.

Temps de cuisson : 4 heures.

Portions : 6

Ingrédients:

- 24 onces d'ambre
- 2 tasses de sauce soja
- ½ tasse de sauce Worcestershire
- 2 cuillères à soupe de grains de poivre noir
- 2 cuillères à soupe de poivre noir
- 2 livres de bœuf, tranché

Adresses :

1. Dans un bol, mélanger la sauce soja avec les grains de poivre noir, le poivre noir et la sauce Worcestershire et bien battre.
2. Ajouter les tranches de bœuf, mélanger pour bien enrober et réserver au réfrigérateur pendant 6 heures.
3. Étalez-le sur une grille, placez au four à 370 degrés F et faites cuire au four pendant 4 heures.

4. Transférer dans un bol et servir. Apprécier!

Nutrition:calories 300, lipides 12, fibres 4, glucides 3, protéines 8

sauce au crabe

Vous allez adorer cet incroyable apéritif céto !

Temps de préparation : 10 minutes.
Temps de cuisson : 30 minutes.
Portions : 8

Ingrédients:
- 8 tranches de bacon, tranchées
- 12 onces de chair de crabe
- ½ tasse de mayonnaise
- ½ tasse de crème sure
- 8 onces de fromage à la crème
- 2 piments poblano, hachés
- 2 cuillères à soupe de jus de citron
- Sel et poivre noir au goût
- 4 gousses d'ail, émincées
- 4 oignons verts, hachés
- ½ tasse de parmesan + ½ tasse de parmesan râpé
- Sel et poivre noir au goût

Adresses :

1. Chauffer une poêle à feu moyen-vif, ajouter le bacon, cuire jusqu'à ce qu'il soit croustillant, transférer sur du papier absorbant, hacher et laisser refroidir.
2. Dans un bol, mélangez la crème sure avec le fromage à la crème et la mayonnaise et remuez bien.
3. Ajoutez ½ tasse de parmesan, de piments poblano, de bacon, d'oignon vert, d'ail et de jus de citron et remuez à nouveau.
4. Ajoutez la chair de crabe, salez et poivrez et remuez délicatement.
5. Versez le tout dans un plat allant au four résistant à la chaleur, étalez le reste du parm, placez au four et faites cuire au four à 350 degrés F pendant 20 minutes.
6. Servez votre sauce tiède avec de la vigne de concombre.

Apprécier!

Nutrition: calories 200, lipides 7, fibres 2, glucides 4, protéines 6

Boulettes d'épinards simples

C'est un apéritif céto très savoureux !

Temps de préparation : 10 minutes.
Temps de cuisson : 12 minutes.
Portions : 30

Ingrédients:

- 4 cuillères à soupe de ghee fondu
- 2 oeufs
- 1 tasse de farine d'amande
- 16 onces d'épinards
- 1/3 tasse de fromage feta, émietté
- ¼ cuillère à café de muscade moulue
- 1/3 tasse de parmesan râpé
- Sel et poivre noir au goût
- 1 cuillère à soupe de poudre d'oignon
- 3 cuillères à soupe de crème fouettée
- 1 cuillère à café de poudre d'ail

Adresses :

1. En tu licuadora, mezcla las espinacas con el ghee, los huevos, la harina de almendras, el queso feta, el

parmesano, la nuez moscada, la nata para montar, la sal, la pimienta, la cebolla y el ajo pimiento y licúa muy bien.
2. Transférer dans un bol et conserver au congélateur pendant 10 minutes.
3. Formez 30 boules d'épinards, placez-les sur une plaque à pâtisserie tapissée, placez-les au four à 350 degrés F et faites cuire au four pendant 12 minutes.
4. Laissez les boules d'épinards refroidir et servez-les comme apéritif de fête.

Apprécier!

Nutrition: calories 60, lipides 5, fibres 1, glucides 0,7, protéines 2

Trempette aux épinards et à l'ail

Cet apéritif céto vous fera aimer encore plus les épinards !

Temps de préparation : 10 minutes.
Temps de cuisson : 35 minutes.
Portions : 6

Ingrédients:

- 6 tranches de bacon
- 5 onces d'épinards
- ½ tasse de crème sure
- 8 onces de fromage à la crème, à pâte molle
- 1 et ½ cuillère à soupe de persil haché
- 2,5 onces de parmesan râpé
- 1 cuillère à soupe de jus de citron
- Sel et poivre noir au goût
- 1 cuillère à soupe d'ail émincé

Adresses :

1. Faites chauffer une poêle à feu moyen, ajoutez le bacon, faites cuire jusqu'à ce qu'il soit croustillant, transférez sur du papier absorbant, égouttez le gras, émiettez et laissez reposer dans un bol.

2. Faites chauffer la même poêle avec la graisse de bacon à feu moyen, ajoutez les épinards, remuez, laissez cuire 2 minutes et transférez dans un bol.
3. Dans un autre bol, mélanger le fromage à la crème avec l'ail, le sel, le poivre, la crème sure et le persil et bien mélanger.
4. Ajoutez le bacon et remuez à nouveau.
5. Ajoutez le jus de citron et les épinards et mélangez le tout.
6. Ajoutez le parmesan et remuez à nouveau.
7. Répartissez le tout dans des ramequins, mettez au four à 350 degrés F et faites cuire 25 minutes.
8. Mettez le four sur gril et faites rôtir encore 4 minutes.
9. Servir avec des craquelins.

Apprécier!

Nutrition: calories 345, lipides 12, fibres 3, glucides 6, protéines 11

Apéritif aux champignons

Ces champignons sont tellement délicieux !

Temps de préparation : 10 minutes.

Temps de cuisson : 20 minutes.

Portions : 5

Ingrédients:

- ¼ tasse de mayonnaise
- 1 cuillère à café de poudre d'ail
- 1 petit oignon jaune, haché
- 24 onces de chapeaux de champignons blancs
- Sel et poivre noir au goût
- 1 cuillère à café de curry en poudre
- 4 onces de fromage à la crème, à pâte molle
- ¼ tasse de crème sure
- ½ tasse de fromage mexicain, râpé
- 1 tasse de crevettes cuites, décortiquées, déveinées et hachées

Adresses :

1. Dans un bol, mélanger la mayonnaise avec la poudre d'ail, l'oignon, la poudre de curry, le fromage à la

crème, la crème sure, le fromage mexicain, les crevettes, le sel et le poivre au goût et bien battre.
2. Farcir les champignons avec ce mélange, déposer sur une plaque à pâtisserie et cuire au four à 350 degrés F pendant 20 minutes.
3. Disposer sur une assiette et servir.

Apprécier!

Nutrition: calories 244, lipides 20, fibres 3, glucides 7, protéines 14

Gressins simples

Il vous suffit d'essayer cette incroyable collation céto !

Temps de préparation : 10 minutes.
Temps de cuisson : 15 minutes.
Portions : 24

Ingrédients:

- 3 cuillères à soupe de fromage à la crème, à pâte molle
- 1 cuillère à soupe de poudre de psyllium
- ¾ tasse de farine d'amande
- 2 tasses de fromage mozzarella, fondu 30 secondes au micro-ondes
- 1 cuillère à café de levure chimique
- 1 oeuf
- 2 cuillères à soupe d'assaisonnement italien
- Sel et poivre noir au goût
- 3 onces de fromage cheddar râpé
- 1 cuillère à café de poudre d'oignon

Adresses :

1. Dans un bol, mélangez la poudre de psyllium avec la farine d'amande, la levure chimique, le sel et le poivre et fouettez.
2. Ajoutez le fromage frais, la mozzarella fondue et l'œuf et mélangez avec les mains jusqu'à obtenir une pâte.
3. Étalez-le sur une plaque à pâtisserie et coupez-le en 24 barres.
4. Saupoudrez-les de poudre d'oignon et d'assaisonnement italien.
5. Garnir de fromage cheddar, mettre au four à 350 degrés F et cuire au four pendant 15 minutes.
6. Servez-les comme collation céto !

Apprécier!

Nutrition: calories 245, lipides 12, fibres 5, glucides 3, protéines 14

Boulettes de viande italiennes

Cet apéritif à l'italienne est 100% céto !

Temps de préparation : 10 minutes.
Temps de cuisson : 6 minutes.
Portions : 16

Ingrédients:

- 1 oeuf
- Sel et poivre noir au goût
- ¼ tasse de farine d'amande
- 1 livre de dinde hachée
- ½ cuillère à café de poudre d'ail
- 2 cuillères à soupe de tomates séchées hachées
- ½ tasse de fromage mozzarella, râpé
- 2 cuillères à soupe d'huile d'olive
- 2 cuillères à soupe de basilic haché

Adresses :

1. Dans un bol, mélanger la dinde avec le sel, le poivre, l'œuf, la farine d'amande, la poudre d'ail, les tomates séchées, la mozzarella et le basilic et bien mélanger.

2. Façonner 12 boulettes, faire chauffer une poêle avec l'huile à feu moyen-vif, y déposer les boulettes et cuire 2 minutes de chaque côté.
3. Disposer sur une assiette et servir.

Apprécier!

Nutrition: calories 80, lipides 6, fibres 3, glucides 5, protéines 7

Ailes de parmesan

Ils seront appréciés par toute votre famille !

Temps de préparation : 10 minutes.
Temps de cuisson : 24 minutes.
Portions : 6

Ingrédients:

- Ailes de poulet de 6 livres, coupées en deux
- Sel et poivre noir au goût
- ½ cuillère à café d'assaisonnement italien
- 2 cuillères à soupe de ghee
- ½ tasse de parmesan râpé
- Pincée de flocons de piment rouge écrasés
- 1 cuillère à café de poudre d'ail
- 1 oeuf

Adresses :

1. Placer les ailes de poulet sur une plaque à pâtisserie tapissée, placer au four à 425 degrés F et cuire au four pendant 17 minutes.
2. Pendant ce temps, dans votre mixeur, mélangez le ghee avec le fromage, l'œuf, le sel, le poivre, les flocons de

poivre, la poudre d'ail et l'assaisonnement italien et mélangez très bien.
3. Retirez les ailes de poulet du four, retournez-les, allumez le four sur gril et faites rôtir encore 5 minutes.
4. Retirez à nouveau les morceaux de poulet du four, versez la sauce dessus, mélangez pour bien les enrober et faites rôtir encore 1 minute.
5. Servez-les comme apéritif céto rapide.

Apprécier!

Nutrition: calories 134, lipides 8, fibres 1, glucides 0,5, protéines 14

Bâtons de fromage

Cet apéritif céto fondra tout simplement dans votre bouche !

Temps de préparation: 1 heure et 10 minutes
Temps de cuisson : 20 minutes.
Portions : 16

Ingrédients:

- 2 oeufs battus
- Sel et poivre noir au goût
- 8 lanières de fromage mozzarella, coupées en deux
- 1 tasse de parmesan râpé
- 1 cuillère à soupe d'assaisonnement italien
- ½ tasse d'huile d'olive
- 1 gousse d'ail, hachée

Adresses :

1. Dans un bol, mélangez le parmesan avec le sel, le poivre, l'assaisonnement italien et l'ail et remuez bien.
2. Mettez les œufs battus dans un autre bol.
3. Trempez les bâtonnets de mozzarella dans le mélange d'œufs puis dans le mélange de fromage.

4. Trempez-les à nouveau dans l'œuf et le parmesan et mettez-les au congélateur pendant 1 heure.
5. Faites chauffer une poêle avec l'huile à feu moyen-vif, ajoutez les bâtonnets de fromage, faites-les revenir jusqu'à ce qu'ils soient dorés d'un côté, retournez-les et faites-les cuire de la même manière de l'autre côté.
6. Disposez-les sur une assiette et servez.

Apprécier!

Nutrition: calories 140, lipides 5, fibres 1, glucides 3, protéines 4

De savoureux bâtonnets de brocoli

Vous devez inviter tous vos amis à goûter cet apéritif céto !

Temps de préparation : 10 minutes.
Temps de cuisson : 20 minutes.
Portions : 20

Ingrédients:

- 1 oeuf
- 2 tasses de fleurons de brocoli
- 1/3 tasse de fromage cheddar râpé
- ¼ tasse d'oignon jaune haché
- 1/3 tasse de chapelure panko
- 1/3 tasse de chapelure italienne
- 2 cuillères à soupe de persil haché
- Un peu d'huile d'olive
- Sel et poivre noir au goût

Adresses :

1. Faites chauffer une casserole d'eau à feu moyen, ajoutez le brocoli, faites cuire à la vapeur pendant 1 minute, égouttez, hachez et mettez dans un bol.

2. Ajoutez l'œuf, le cheddar, le panko et la chapelure italienne, le sel, le poivre et le persil et remuez bien le tout.
3. Formez des bâtonnets avec ce mélange avec vos mains et placez-les sur une plaque à pâtisserie que vous aurez graissée avec un peu d'huile d'olive.
4. Mettre au four à 400 degrés F et cuire au four pendant 20 minutes.
5. Disposer sur une assiette et servir.

Apprécier!

Nutrition:calories 100, lipides 4, fibres 2, glucides 7, protéines 7

Délice au bacon

N'ayez pas peur d'essayer cette collation céto spéciale et très savoureuse !

Temps de préparation : 15 minutes.
Il est temps de cuisiner : 1 heure et 20 minutes
Portions : 16

Ingrédients:

- ½ cuillère à café de cannelle moulue
- 2 cuillères à soupe d'érythritol
- 16 tranches de bacon
- 1 cuillère à soupe d'huile de coco
- 3 onces de chocolat noir
- 1 cuillère à café d'extrait d'érable

Adresses :

1. Dans un bol, mélangez la cannelle avec l'érythritol et remuez.
2. Placez les tranches de bacon sur une plaque à pâtisserie tapissée et saupoudrez-les du mélange de cannelle.
3. Retournez les tranches de bacon et saupoudrez à nouveau du mélange de cannelle.

4. Mettre au four à 275 degrés F et cuire au four pendant 1 heure.
5. Faites chauffer une casserole avec l'huile à feu moyen, ajoutez le chocolat et remuez jusqu'à ce qu'il soit fondu.
6. Ajouter l'extrait d'érable, remuer, retirer du feu et laisser refroidir légèrement.
7. Sortez les tranches de bacon du four, laissez-les refroidir, trempez-les chacune dans le mélange chocolaté, placez-les sur une feuille de papier sulfurisé et laissez-les refroidir complètement.
8. Servir froid.

Apprécier!

Nutrition: calories 150, lipides 4, fibres 0,4, glucides 1,1, protéines 3

tasses à tacos

Ces tasses à tacos sont l'apéritif parfait pour une fête !

Temps de préparation : 10 minutes.
Temps de cuisson : 40 minutes.
Portions : 30

Ingrédients:
- 1 livre de bœuf haché
- 2 tasses de fromage cheddar, râpé
- ¼ tasse d'eau
- Sel et poivre noir au goût
- 2 cuillères à soupe de cumin
- 2 cuillères à soupe de poudre de chili
- Pico de gallo pour servir

Adresses :
1. Répartissez une cuillère à soupe de parmesan sur une plaque à pâtisserie tapissée, placez au four à 350 degrés F et faites cuire au four pendant 7 minutes.
2. Laisser le fromage refroidir pendant 1 minute, transférer dans des moules à mini cupcakes et façonner des coupes.

3. Pendant ce temps, faites chauffer une poêle à feu moyen-vif, ajoutez la viande, remuez et faites cuire jusqu'à ce qu'elle soit dorée.
4. Ajoutez l'eau, le sel, le poivre, le cumin et la poudre de chili, remuez et laissez cuire encore 5 minutes.
5. Répartir dans les coupes de fromage, garnir de pico de gallo, transférer le tout dans une assiette et servir.

Apprécier!

Nutrition: calories 140, lipides 6, fibres 0, glucides 6, protéines 15

Délicieux nems au poulet

C'est exactement ce dont vous avez besoin ! C'est le meilleur apéritif de fête céto !

Temps de préparation: 2 heures et 10 minutes
Temps de cuisson : 15 minutes.
Portions : 12

Ingrédients:

- 4 onces de fromage bleu
- 2 tasses de poulet cuit et finement haché
- Sel et poivre noir au goût
- 2 oignons verts, hachés
- 2 branches de céleri, hachées finement
- ½ tasse de sauce tomate
- ½ cuillère à café d'érythritol
- 12 emballages de nems
- Huile végétale

Adresses :

1. Dans un bol, mélangez la viande de poulet avec le fromage bleu, le sel, le poivre, la ciboulette, le céleri, la

sauce tomate et l'édulcorant, mélangez bien et réservez au réfrigérateur pendant 2 heures.
2. Placez les emballages d'œufs sur un plan de travail, répartissez le mélange de poulet dessus, roulez et scellez les bords.
3. Faites chauffer une poêle avec de l'huile végétale à feu moyen-vif, ajoutez les nems, faites cuire jusqu'à ce qu'ils soient dorés, retournez et faites cuire également l'autre côté.
4. Disposer sur une assiette et servir.

Apprécier!

Nutrition:calories 220, lipides 7, fibres 2, glucides 6, protéines 10

Frites au fromage halloumi

Ils sont tellement croustillants et délicieux !

Temps de préparation : 10 minutes.
Temps de cuisson : 5 minutes.
Portions : 4

Ingrédients:
- 1 tasse de sauce marinara
- 8 onces de fromage halloumi, séché et coupé en chips
- 2 onces de suif

Adresses :
1. Faites chauffer une poêle avec le suif à feu moyen-vif.
2. Ajouter les morceaux de halloumi, couvrir, cuire 2 minutes de chaque côté et transférer sur du papier absorbant.
3. Égoutter l'excès de graisse, transférer dans un bol et servir avec la sauce marinara en accompagnement.

Apprécier!

Nutrition: calories 200, lipides 16, fibres 1, glucides 1, protéines 13

Frites Jalapeno

Ils sont si faciles à réaliser à la maison !

Temps de préparation : 10 minutes.
Temps de cuisson : 25 minutes.
Portions : 20

Ingrédients:

- 3 cuillères à soupe d'huile d'olive
- 5 jalapenos, tranchés
- 8 onces de parmesan râpé
- ½ cuillère à café de poudre d'oignon
- Sel et poivre noir au goût
- Sauce Tabasco pour servir

Adresses :

1. Dans un bol, mélanger les tranches de jalapeño avec le sel, le poivre, l'huile et la poudre d'oignon, mélanger pour bien enrober et étaler sur une plaque à pâtisserie tapissée.
2. Mettre au four à 450 degrés F et cuire au four pendant 15 minutes.

3. Sortez les tranches de jalapeño du four, laissez-les refroidir.
4. Dans un bol, mélanger les tranches de poivron avec le fromage et bien presser.
5. Placer toutes les tranches sur une autre plaque à pâtisserie tapissée, remettre au four et cuire encore 10 minutes.
6. Laissez les jalapenos refroidir, placez-les sur une assiette et servez avec la sauce Tabasco en accompagnement.

Apprécier!

Nutrition: calories 50, lipides 3, fibres 0,1, glucides 0,3, protéines 2

Délicieuses coupes de concombre

Préparez-vous à goûter quelque chose de vraiment élégant et délicieux !

Temps de préparation : 10 minutes.
Temps de cuisson : 0 minutes.
Portions : 24

Ingrédients:

- 2 concombres, pelés, coupés en tranches de ¾ de pouce et quelques graines enlevées
- ½ tasse de crème sure
- Sel et poivre blanc au goût
- 6 onces de saumon fumé, râpé
- 1/3 tasse de coriandre hachée
- 2 cuillères à café de jus de citron vert
- 1 cuillère à soupe de zeste de citron vert
- Une pincée de poivre de Cayenne

Adresses :

1. Dans un bol, mélangez le saumon avec le sel, le poivre, le poivre de Cayenne, la crème sure, le jus et le zeste de citron et la coriandre et remuez bien.

2. Remplissez chaque coupe de concombre avec ce mélange de saumon, placez-la sur une assiette et servez comme apéritif céto.

Apprécier!

Nutrition:calories 30, lipides 11, fibres 1, glucides 1, protéines 2

Salade de caviar

C'est tellement élégant ! C'est tellement délicieux et sophistiqué !

Temps de préparation : 6 minutes.
Temps de cuisson : 0 minutes.
Portions : 16

Ingrédients:

- 8 œufs durs, écalés et écrasés à la fourchette
- 4 onces de caviar noir
- 4 onces de caviar rouge
- Sel et poivre noir au goût
- 1 oignon jaune finement haché
- ¾ tasse de mayonnaise
- Quelques toasts de baguette pour servir

Adresses :

1. Dans un bol, mélangez les œufs écrasés avec la mayonnaise, le sel, le poivre et l'oignon et remuez bien.
2. Étalez la salade aux œufs sur les tranches de pain grillées et garnissez chacune de caviar.

Apprécier!

Nutrition:calories 122, lipides 8, fibres 1, glucides 4, protéines 7

Brochettes marinées

C'est l'apéritif parfait pour un barbecue d'été !

Temps de préparation : 20 minutes.

Temps de cuisson : 10 minutes.

Portions : 6

Ingrédients:

- 1 poivron rouge, coupé en morceaux
- 1 poivron vert, coupé en morceaux
- 1 poivron orange, coupé en morceaux
- 2 livres de steak de surlonge, coupé en cubes moyens
- 4 gousses d'ail, émincées
- 1 oignon rouge, coupé en morceaux
- Sel et poivre noir au goût
- 2 cuillères à soupe de moutarde de Dijon
- 2 et ½ cuillères à soupe de sauce Worcestershire
- ¼ tasse de sauce tamari
- ¼ tasse de jus de citron
- ½ tasse d'huile d'olive

Adresses :

1. Dans un bol, mélangez la sauce Worcestershire avec le sel, le poivre, l'ail, la moutarde, le tamari, le jus de citron et l'huile et battez très bien.
2. Ajoutez le bœuf, les poivrons et les morceaux d'oignon à ce mélange, mélangez pour bien enrober et laissez reposer quelques minutes.
3. Disposez le poivron, les cubes de bœuf et les morceaux d'oignon sur des brochettes en alternant les couleurs, placez-les sur votre gril préchauffé à feu moyen-vif, faites cuire 5 minutes de chaque côté, transférez dans un plat et servez comme apéritif d'été céto.

Apprécier!

Nutrition: calories 246, lipides 12, fibres 1, glucides 4, protéines 26

Rouleaux de courgettes simples

Il faut essayer cet apéritif simple et très savoureux au plus vite !

Temps de préparation : 10 minutes.

Temps de cuisson : 5 minutes.

Portions : 24

Ingrédients:

- 2 cuillères à soupe d'huile d'olive
- 3 courgettes, tranchées finement
- 24 feuilles de basilic
- 2 cuillères à soupe de menthe hachée
- 1 et 1/3 tasse de fromage ricotta
- Sel et poivre noir au goût
- ¼ tasse de basilic haché
- Sauce tomate pour servir

Adresses :

1. Badigeonnez les tranches de courgettes d'huile d'olive, assaisonnez de sel et de poivre des deux côtés, placez-les sur le grill préchauffé à feu moyen, laissez cuire 2 minutes, retournez et laissez cuire encore 2 minutes.

2. Placez les tranches de courgettes sur une assiette et réservez-les pour le moment.
3. Dans un bol, mélangez la ricotta avec le basilic haché, la menthe, le sel et le poivre et remuez bien.
4. Étalez-le sur les tranches de courgettes, divisez également les feuilles de basilic entières, roulez et servez en entrée avec un peu de sauce tomate en accompagnement.

Apprécier!

Nutrition:calories 40, lipides 3, fibres 0,3, glucides 1, protéines 2

Biscuits verts simples

Ils sont tellement amusants à préparer et ont un goût incroyable !

Temps de préparation : 10 minutes.
Temps de cuisson : 24 heures.
Portions : 6

Ingrédients:

- 2 tasses de graines de lin, moulues
- 2 tasses de graines de lin, trempées toute la nuit et égouttées
- 4 bottes de chou frisé haché
- 1 bouquet de basilic haché
- ½ botte de céleri haché
- 4 gousses d'ail, émincées
- 1/3 tasse d'huile d'olive

Adresses :

1. Dans votre robot culinaire, mélangez les graines de lin moulues avec le céleri, le chou frisé, le basilic et l'ail et mélangez bien.
2. Ajouter l'huile et les graines de lin trempées et mélanger à nouveau.

3. Étalez-le sur un plateau, coupez des biscuits de taille moyenne, mettez-les dans votre déshydrateur et séchez pendant 24 heures à 115 degrés F en les retournant à mi-cuisson.
4. Disposez-les sur une assiette et servez.

Apprécier!

Nutrition: calories 100, lipides 1, fibres 2, glucides 1, protéines 4

Terrine au fromage et au pesto

Cela a l'air si incroyable et si bon !

Temps de préparation : 30 minutes.

Temps de cuisson : 0 minutes.

Portions : 10

Ingrédients:

- ½ tasse de crème épaisse
- 10 onces de fromage de chèvre, émietté
- 3 cuillères à soupe de pesto de basilic
- Sel et poivre noir au goût
- 5 tomates séchées hachées
- ¼ tasse de pignons de pin grillés et hachés
- 1 cuillère à soupe de pignons de pin grillés et hachés

Adresses :

1. Dans un bol, mélangez le chèvre avec la crème épaisse, salez et poivrez et mélangez avec votre mixeur.
2. Versez la moitié de ce mélange dans un bol tapissé et étalez.
3. Ajouter le pesto sur le dessus et tartiner également.

4. Ajoutez une autre couche de fromage, puis ajoutez les tomates séchées au soleil et ¼ tasse de pignons de pin.
5. Étalez une dernière couche de fromage et recouvrez d'1 cuillère à soupe de pignons de pin.
6. Réserver un moment au réfrigérateur, retourner sur une assiette et servir.

Apprécier!

Nutrition:calories 240, lipides 12, fibres 3, glucides 5, protéines 12

sauce à l'avocat

Vous ferez cela encore et encore ! C'est comme ça que c'est savoureux !

Temps de préparation : 10 minutes.
Temps de cuisson : 0 minutes.
Portions : 4

Ingrédients:

- 1 petit oignon rouge, haché
- 2 avocats dénoyautés, pelés et hachés
- 3 piments jalapeno, hachés
- Sel et poivre noir au goût
- 2 cuillères à soupe de poudre de cumin
- 2 cuillères à soupe de jus de citron vert
- ½ tomate, hachée

Adresses :

1. Dans un bol, mélangez l'oignon avec les avocats, les poivrons, le sel, le poivre noir, le cumin, le jus de citron vert et les morceaux de tomates et remuez bien.
2. Transférez-le dans un bol et servez-le avec des tranches de baguette grillées comme apéritif céto.

Apprécier!

Nutrition: calories 120, lipides 2, fibres 2, glucides 0,4, protéines 4

De délicieuses frites

Voulez-vous impressionner tout le monde? Alors, essayez ces chips !

Temps de préparation : 5 minutes.
Temps de cuisson : 10 minutes.
Portions : 2

Ingrédients:

- ½ cuillère à soupe d'eau
- 2 cuillères à soupe de parmesan râpé
- 4 blancs d'œufs
- Sel et poivre noir au goût

Adresses :

1. Dans un bol, mélangez les blancs d'œufs avec le sel, le poivre et l'eau et battez bien.
2. Versez le tout dans un moule à muffins, saupoudrez de fromage, mettez au four à 400 degrés F et faites cuire 15 minutes.
3. Transférer les chips de blanc d'œuf dans un plat et servir avec une trempette céto en accompagnement.

Apprécier!

Nutrition: calories 120, lipides 2, fibres 1, glucides 2, protéines 7

Chips de chili et de lime

Ces cookies vous impressionneront par leur saveur incroyable !

Temps de préparation : 10 minutes.
Temps de cuisson : 20 minutes.
Portions : 4

Ingrédients:

- 1 tasse de farine d'amande
- Sel et poivre noir au goût
- 1 et ½ cuillères à café de zeste de citron vert
- 1 cuillère à café de jus de citron vert
- 1 oeuf

Adresses :

1. Dans un bol, mélangez la farine d'amande avec le zeste de citron vert, le jus de citron vert et le sel et remuez.
2. Ajoutez l'œuf et battez bien à nouveau.
3. Divisez-le en 4 parties, roulez chacune en boule puis étalez-la bien avec un rouleau à pâtisserie.
4. Coupez chacun en 6 triangles, placez-les tous sur une plaque à pâtisserie tapissée, mettez-les au four à 350 degrés F et enfournez pendant 20 minutes.

Apprécier!

Nutrition: calories 90, lipides 1, fibres 1, glucides 0,6, protéines 3

Artichaut Dip

C'est tellement riche et savoureux !

Temps de préparation : 10 minutes.
Temps de cuisson : 15 minutes.
Portions : 16

Ingrédients:

- ¼ tasse de crème sure
- ¼ tasse de crème épaisse
- ¼ tasse de mayonnaise
- ¼ tasse d'échalote hachée
- 1 cuillère à soupe d'huile d'olive
- 2 gousses d'ail, hachées
- 4 onces de fromage à la crème
- ½ tasse de parmesan râpé
- 1 tasse de fromage mozzarella, râpé
- 4 onces de fromage feta, émietté
- 1 cuillère à soupe de vinaigre balsamique
- 28 onces de cœurs d'artichauts en conserve, hachés
- Sel et poivre noir au goût
- 10 onces d'épinards hachés

Adresses :

1. Faites chauffer une poêle avec l'huile à feu moyen, ajoutez l'échalote et l'ail, remuez et laissez cuire 3 minutes.
2. Ajoutez la crème épaisse et le fromage à la crème et remuez.
3. Ajoutez également la crème sure, le parmesan, la mayonnaise, la feta et la mozzarella, remuez et réduisez le feu.
4. Ajouter l'artichaut, les épinards, le sel, le poivre et le vinaigre, bien mélanger, retirer du feu et transférer dans un bol.
5. Sert de délicieuse trempette céto.

Apprécier!

Nutrition: calories 144, lipides 12, fibres 2, glucides 5, protéines 5

Recettes de poisson et fruits de mer cétogènes

Galette de poisson spéciale

C'est vraiment crémeux et riche !

Temps de préparation : 10 minutes.
Il est temps de cuisiner : 1 heure et 10 minutes
Portions : 6

Ingrédients :

- 1 oignon rouge haché
- 2 filets de saumon, sans peau et coupés en morceaux moyens
- 2 filets de maquereau, pelés et coupés en morceaux moyens
- 3 filets d'aiglefin, coupés en morceaux moyens
- 2 feuilles de laurier
- ¼ tasse de ghee + 2 cuillères à soupe de ghee
- 1 tête de chou-fleur, fleurons séparés
- 4 œufs
- 4 dents
- 1 tasse de crème fouettée
- ½ tasse d'eau
- Une pincée de muscade moulue
- 1 cuillère à café de moutarde de Dijon

- 1 tasse de fromage cheddar râpé + ½ tasse de fromage cheddar râpé
- Un peu de persil haché
- Sel et poivre noir au goût
- 4 cuillères à soupe de ciboulette hachée

Adresses :

1. Mettez un peu d'eau dans une casserole, salez un peu, portez à ébullition sur feu moyen, ajoutez les œufs, laissez cuire 10 minutes, retirez du feu, égouttez, laissez refroidir, épluchez et coupez en quartiers.
2. Mettez de l'eau dans une autre casserole, portez à ébullition, ajoutez les fleurons de chou-fleur, faites cuire 10 minutes, égouttez, transférez dans votre mixeur, ajoutez ¼ tasse de ghee, mélangez bien et transférez dans un bol.
3. Mettez la crème et ½ tasse d'eau dans une casserole, ajoutez le poisson, remuez pour bien l'enrober et faites chauffer à feu moyen.
4. Ajouter l'oignon, les clous de girofle et les feuilles de laurier, porter à ébullition, baisser le feu et laisser mijoter 10 minutes.
5. Retirer du feu, transférer le poisson dans un plat allant au four et réserver.
6. Réchauffez la poêle avec la sauce de poisson, ajoutez la muscade, remuez et laissez cuire 5 minutes.
7. Retirer du feu, jeter les clous de girofle et les feuilles de laurier, ajouter 1 tasse de fromage cheddar et 2 cuillères à soupe de ghee et bien mélanger.

8. Placez les quartiers d'œufs sur le poisson dans le plat allant au four.
9. Ajoutez dessus la sauce crème et fromage, recouvrez de purée de chou-fleur, saupoudrez du reste de cheddar, de ciboulette et de persil, mettez au four à 400 degrés F pendant 30 minutes.
10. Laissez le gâteau refroidir légèrement avant de le couper et de le servir.

Apprécier!

Nutrition:calories 300, lipides 45, fibres 3, glucides 5, protéines 26

Délicieux poisson cuit au four

C'est un plat céto facile à déguster ce soir pour le dîner !

Temps de préparation : 10 minutes.
Temps de cuisson : 30 minutes.
Portions : 4

Ingrédients:

- 1 livre d'aiglefin
- 3 cuillères à café d'eau
- 2 cuillères à soupe de jus de citron
- Sel et poivre noir au goût
- 2 cuillères à soupe de mayonnaise
- 1 cuillère à café d'aneth
- aérosol de cuisson
- Une pincée d'assaisonnement vieux laurier

Adresses :

1. Vaporisez un plat allant au four avec un peu d'huile de cuisson.
2. Ajouter le jus de citron, l'eau et le poisson et mélanger pour bien enrober.

3. Ajouter le sel, le poivre, l'assaisonnement au vieux laurier et l'aneth et mélanger à nouveau.
4. Ajouter la mayonnaise et bien étaler.
5. Mettre au four à 350 degrés F et cuire au four pendant 30 minutes.
6. Répartir dans les assiettes et servir.

Apprécier!

Nutrition: calories 104, lipides 12, fibres 1, glucides 0,5, protéines 20

Tilapia incroyable

Ce superbe plat est parfait pour une soirée spéciale !

Temps de préparation : 10 minutes.
Temps de cuisson : 10 minutes.
Portions : 4

Ingrédients:

- 4 filets de tilapia, désossés
- Sel et poivre noir au goût
- ½ tasse de parmesan râpé
- 4 cuillères à soupe de mayonnaise
- ¼ cuillère à café de basilic séché
- ¼ cuillère à café de poudre d'ail
- 2 cuillères à soupe de jus de citron
- ¼ tasse de ghee
- aérosol de cuisson
- Une pincée de poudre d'oignon

Adresses :

1. Vaporiser une plaque à pâtisserie d'enduit à cuisson, y déposer le tilapia, assaisonner de sel et de poivre, placer sous le gril préchauffé et cuire 3 minutes.

2. Retournez le poisson de l'autre côté et faites-le griller encore 3 minutes.
3. Dans un bol, mélangez le parmesan avec la mayonnaise, le basilic, l'ail, le jus de citron, la poudre d'oignon et le ghee et remuez bien.
4. Ajoutez le poisson à ce mélange, mélangez pour bien l'enrober, placez à nouveau sur une plaque à pâtisserie et faites rôtir encore 3 minutes.
5. Transférer dans des assiettes et servir.

Apprécier!

Nutrition: calories 175, lipides 10, fibres 0, glucides 2, protéines 17

Truite incroyable et sauce spéciale

Il ne vous reste plus qu'à essayer cette merveilleuse combinaison ! Ce plat céto est génial !

Temps de préparation : 10 minutes.
Temps de cuisson : 10 minutes.
Portions : 1

Ingrédients:

- 1 gros filet de truite
- Sel et poivre noir au goût
- 1 cuillère à soupe d'huile d'olive
- 1 cuillère à soupe de ghee
- Zeste et jus d'1 orange
- Une poignée de persil haché
- ½ tasse de noix, hachées

Adresses :

1. Faites chauffer une poêle avec l'huile à feu moyen-vif, ajoutez le filet de poisson, assaisonnez de sel et de poivre, faites cuire 4 minutes de chaque côté, transférez dans une assiette et réservez au chaud pour l'instant.

2. Faites chauffer la même poêle avec le ghee à feu moyen, ajoutez les noix, remuez et faites griller pendant 1 minute.
3. Ajoutez le jus et le zeste d'orange, un peu de sel et de poivre et le persil haché, remuez, laissez cuire 1 minute et versez sur le filet de poisson.
4. Sers immédiatement.

Apprécier!

Nutrition:calories 200, lipides 10, fibres 2, glucides 1, protéines 14

Merveilleuse sauce à la truite et au ghee

Le poisson se marie très bien avec la sauce ! Vous devez essayer aujourd'hui!

Temps de préparation : 10 minutes.
Temps de cuisson : 10 minutes.
Portions : 4

Ingrédients:

- 4 filets de truite
- Sel et poivre noir au goût
- 3 cuillères à café de zeste de citron râpé
- 3 cuillères à soupe de ciboulette hachée
- 6 cuillères à soupe de ghee
- 2 cuillères à soupe d'huile d'olive
- 2 cuillères à café de jus de citron

Adresses :

1. Assaisonner la truite avec du sel et du poivre, arroser d'huile d'olive et masser un peu.
2. Faites chauffer le grill de votre cuisine à feu moyen-vif, ajoutez les filets de poisson, laissez cuire 4 minutes, retournez et laissez cuire encore 4 minutes.

3. Pendant ce temps, faites chauffer une poêle avec le ghee à feu moyen, ajoutez le sel, le poivre, la ciboulette, le jus et le zeste de citron et remuez bien.
4. Répartir les filets de poisson dans les assiettes, arroser de sauce au ghee et servir.

Apprécier!

Nutrition: calories 320, lipides 12, fibres 1, glucides 2, protéines 24

Saumon rôti

N'hésitez pas à le servir pour une occasion spéciale !

Temps de préparation : 10 minutes.

Temps de cuisson : 12 minutes.

Portions : 4

Ingrédients:

- 2 cuillères à soupe de ghee, doux
- 1 et ¼ livre de filet de saumon
- 2 onces de kimchi, finement haché
- Sel et poivre noir au goût

Adresses :

1. Dans votre robot culinaire, mélangez le ghee avec le Kimchi et mélangez bien.
2. Frottez le saumon avec le mélange de sel, de poivre et de kimchi et placez-le dans un plat allant au four.
3. Mettre au four à 425 degrés F et cuire au four pendant 15 minutes.
4. Répartir dans les assiettes et servir avec une salade. Apprécier!

Nutrition: calories 200, lipides 12, fibres 0, glucides 3, protéines 21

Délicieuses boulettes de saumon

Associez ces savoureuses boulettes de saumon à la sauce dijonnaise et dégustez !

Temps de préparation : 10 minutes.
Temps de cuisson : 30 minutes.
Portions : 4

Ingrédients:

- 2 cuillères à soupe de ghee
- 2 gousses d'ail, hachées
- 1/3 tasse d'oignon haché
- 1 livre de saumon sauvage, désossé et haché
- ¼ tasse de ciboulette, hachée
- 1 oeuf
- 2 cuillères à soupe de moutarde de Dijon
- 1 cuillère à soupe de farine de noix de coco
- Sel et poivre noir au goût

Pour la sauce:

- 4 gousses d'ail, émincées
- 2 cuillères à soupe de ghee
- 2 cuillères à soupe de moutarde de Dijon

- Jus et zeste d'1 citron
- 2 tasses de crème de coco
- 2 cuillères à soupe de ciboulette hachée

Adresses :

1. Faites chauffer une poêle avec 2 cuillères à soupe de ghee à feu moyen, ajoutez l'oignon et 2 gousses d'ail, remuez, laissez cuire 3 minutes et transférez dans un bol.
2. Dans un autre bol, mélangez l'oignon et l'ail avec le saumon, la ciboulette, la farine de coco, le sel, le poivre, 2 cuillères à soupe de moutarde et l'œuf et remuez bien.
3. Former des boulettes de viande avec le mélange de saumon, les déposer sur une plaque à pâtisserie, les mettre au four à 350 degrés F et cuire au four pendant 25 minutes.
4. Pendant ce temps, faites chauffer une poêle avec 2 cuillères à soupe de ghee à feu moyen, ajoutez 4 gousses d'ail, remuez et laissez cuire 1 minute.
5. Ajoutez la crème de coco, 2 cuillères à soupe de moutarde de Dijon, le jus et le zeste de citron ainsi que la ciboulette, remuez et laissez cuire 3 minutes.

6. Sortez les boulettes de saumon du four, déposez-les dans la sauce dijonnaise, mélangez, laissez cuire 1 minute et retirez du feu.
7. Répartir dans les bols et servir.

Apprécier!

Nutrition: calories 171, lipides 5, fibres 1, glucides 6, protéines 23

Saumon à la sauce aux câpres

Ce plat est délicieux et très simple à réaliser !

Temps de préparation : 10 minutes.
Temps de cuisson : 20 minutes.
Portions : 3

Ingrédients:

- 3 filets de saumon
- Sel et poivre noir au goût
- 1 cuillère à soupe d'huile d'olive
- 1 cuillère à soupe d'assaisonnement italien
- 2 cuillères à soupe de câpres
- 3 cuillères à soupe de jus de citron
- 4 gousses d'ail, émincées
- 2 cuillères à soupe de ghee

Adresses :

1. Faites chauffer une poêle avec l'huile d'olive à feu moyen, ajoutez les filets de poisson côté peau vers le haut, assaisonnez de sel, poivre et assaisonnement italien, laissez cuire 2 minutes, retournez et laissez cuire

encore 2 minutes, retirez du feu, couvrez la poêle. et laisser reposer 15 minutes.
2. Transférer le poisson dans une assiette et réserver.
3. Faites chauffer la même poêle à feu moyen, ajoutez les câpres, le jus de citron et l'ail, remuez et laissez cuire 2 minutes.
4. Retirez la casserole du feu, ajoutez le ghee et remuez très bien.
5. Remettez le poisson dans la poêle et mélangez-le pour l'enrober de sauce.
6. Répartir dans les assiettes et servir.

Apprécier!

Nutrition: calories 245, lipides 12, fibres 1, glucides 3, protéines 23

Huîtres grillées simples

Ils sont tellement juteux et délicieux !

Temps de préparation : 10 minutes.
Temps de cuisson : 10 minutes.
Portions : 3

Ingrédients:
- 6 grosses huîtres écaillées
- 3 gousses d'ail, émincées
- 1 citron coupé en quartiers
- 1 cuillère à soupe de persil
- Une pincée de paprika doux
- 2 cuillères à soupe de ghee fondu

Adresses :
1. Garnir chaque huître de ghee fondu, de persil, de paprika et de ghee.
2. Placez-les sur le gril préchauffé à feu moyen-vif et laissez cuire 8 minutes.
3. Servir avec des quartiers de citron en accompagnement.

Apprécier!

Nutrition:calories 60, lipides 1, fibres 0, glucides 0,6, protéines 1

Flétan au four

C'est un poisson délicieux et si vous choisissez de le préparer de cette façon, vous finirez vraiment par l'adorer !

Temps de préparation : 10 minutes.
Temps de cuisson : 10 minutes.
Portions : 4

Ingrédients:

- ½ tasse de parmesan râpé
- ¼ tasse de ghee
- ¼ tasse de mayonnaise
- 2 cuillères à soupe d'oignons verts hachés
- 6 gousses d'ail, émincées
- Une pincée de sauce Tabasco
- 4 filets de flétan
- Sel et poivre noir au goût
- Jus de ½ citron

Adresses :

1. Assaisonnez le flétan avec du sel, du poivre et un peu de jus de citron, placez-le sur une plaque à pâtisserie et faites cuire au four à 450 degrés F pendant 6 minutes.

2. Pendant ce temps, faites chauffer une poêle avec le ghee à feu moyen, ajoutez le parmesan, la mayonnaise, les oignons verts, la sauce Tabasco, l'ail et le reste du jus de citron et remuez bien.
3. Retirez le poisson du four, arrosez de sauce au parmesan partout, allumez le four pour griller et faites griller le poisson pendant 3 minutes.
4. Répartir dans les assiettes et servir.

Apprécier!

Nutrition: calories 240, lipides 12, fibres 1, glucides 5, protéines 23

Saumon en croûte

La croûte est magnifique !

Temps de préparation : 10 minutes.
Temps de cuisson : 15 minutes.
Portions : 4

Ingrédients:

- 3 gousses d'ail, émincées
- 2 livres de filet de saumon
- Sel et poivre noir au goût
- ½ tasse de parmesan râpé
- ¼ tasse de persil haché

Adresses :

1. Placer le saumon sur une plaque à pâtisserie tapissée, assaisonner de sel et de poivre, couvrir de papier sulfurisé, mettre au four à 425 degrés F et cuire au four pendant 10 minutes.
2. Sortez le poisson du four, saupoudrez de parmesan, de persil et d'ail sur le poisson, remettez-le au four et laissez cuire encore 5 minutes.
3. Répartir dans les assiettes et servir.

Apprécier!

Nutrition:calories 240, lipides 12, fibres 1, glucides 0,6, protéines 25

Saumon à la crème sure

C'est le plat céto parfait pour un repas du week-end !

Temps de préparation : 10 minutes.
Temps de cuisson : 15 minutes.
Portions : 4

Ingrédients:

- 4 filets de saumon
- Un peu d'huile d'olive
- Sel et poivre noir au goût
- 1/3 tasse de parmesan râpé
- 1 et ½ cuillère à café de moutarde
- ½ tasse de crème sure

Adresses :

1. Placer le saumon sur une plaque à pâtisserie tapissée, assaisonner de sel et de poivre et arroser d'huile.
2. Dans un bol, mélanger la crème sure avec le parmesan, la moutarde, le sel et le poivre et bien mélanger.
3. Versez ce mélange de crème sure sur le saumon, mettez au four à 350 degrés F et faites cuire 15 minutes.
4. Répartir dans les assiettes et servir.

Apprécier!

Nutrition:calories 200, lipides 6, fibres 1, glucides 4, protéines 20

Saumon grillé

Ce saumon grillé devrait être servi avec une salsa d'avocat !

Temps de préparation : 30 minutes.
Temps de cuisson : 10 minutes.
Portions : 4

Ingrédients:

- 4 filets de saumon
- 1 cuillère à soupe d'huile d'olive
- Sel et poivre noir au goût
- 1 cuillère à café de cumin moulu
- 1 cuillère à café de paprika doux
- ½ cuillère à café de poudre de chili ancho
- 1 cuillère à café de poudre d'oignon

Pour la sauce:

- 1 petit oignon rouge, haché
- 1 avocat dénoyauté, pelé et haché
- 2 cuillères à soupe de coriandre hachée
- Jus de 2 citrons
- Sel et poivre noir au goût

Adresses :

1. Dans un bol, mélanger le sel, le poivre, la poudre de chili, la poudre d'oignon, le paprika et le cumin.
2. Frottez le saumon avec ce mélange, arrosez d'huile, frottez à nouveau et faites cuire sur le grill préchauffé 4 minutes de chaque côté.
3. Pendant ce temps, dans un bol, mélangez l'avocat avec l'oignon rouge, le sel, le poivre, la coriandre et le jus de citron et remuez.
4. Répartir le saumon dans les assiettes et garnir chaque filet de sauce à l'avocat.

Apprécier!

Nutrition: calories 300, lipides 14, fibres 4, glucides 5, protéines 20

Délicieuses galettes de thon

Préparez simplement ces gâteaux céto pour votre famille ce soir !

Temps de préparation : 10 minutes.

Temps de cuisson : 10 minutes.

Portions : 12

Ingrédients:

- 15 onces de thon en conserve, bien égoutter et émietter
- 3 oeufs
- ½ cuillère à café d'aneth séché
- 1 cuillère à café de persil séché
- ½ tasse d'oignon rouge haché
- 1 cuillère à café de poudre d'ail
- Sel et poivre noir au goût
- Huile de friture

Adresses :

1. Dans un bol, mélangez le thon avec le sel, le poivre, l'aneth, le persil, l'oignon, la poudre d'ail et les œufs et remuez bien.
2. Façonnez vos gâteaux et disposez-les sur une assiette.

3. Faites chauffer une poêle avec un peu d'huile à feu moyen-vif, ajoutez les galettes de thon, faites cuire 5 minutes de chaque côté.
4. Répartir dans les assiettes et servir.

Apprécier!

Nutrition: calories 140, lipides 2, fibres 1, glucides 0,6, protéines 6

Morue très savoureuse

Aujourd'hui, nous vous recommandons d'essayer un plat de morue céto !

Temps de préparation : 10 minutes.
Temps de cuisson : 20 minutes.
Portions : 4

Ingrédients:

- 1 livre de morue, coupée en morceaux moyens
- Sel et poivre noir au goût
- 2 oignons verts, hachés
- 3 gousses d'ail, émincées
- 3 cuillères à soupe de sauce soja
- 1 tasse de bouillon de poisson
- 1 cuillère à soupe de vinaigre balsamique
- 1 cuillère à soupe de gingembre râpé
- ½ cuillère à café de piment, écrasé

Adresses :

1. Faites chauffer une poêle à feu moyen-vif, ajoutez les morceaux de poisson et faites-les dorer quelques minutes de chaque côté.

2. Ajouter l'ail, les oignons verts, le sel, le poivre, la sauce soja, le bouillon de poisson, le vinaigre, le piment et le gingembre, remuer, couvrir, réduire le feu et cuire 20 minutes.
3. Répartir dans les assiettes et servir.

Apprécier!

Nutrition:calories 154, lipides 3, fibres 0,5, glucides 4, protéines 24

Délicieux bar aux câpres

C'est un plat très savoureux et facile à préparer à la maison lorsqu'on suit un régime cétogène !

Temps de préparation : 10 minutes.
Temps de cuisson : 15 minutes.
Portions : 4

Ingrédients:

- 1 citron tranché
- 1 livre de filet de bar
- 2 cuillères à soupe de câpres
- 2 cuillères à soupe d'aneth
- Sel et poivre noir au goût

Adresses :

1. Mettez le filet de bar dans un plat allant au four, assaisonnez de sel et de poivre, ajoutez dessus les câpres, l'aneth et les tranches de citron.
2. Mettre au four à 350 degrés F et cuire au four pendant 15 minutes.
3. Répartir dans les assiettes et servir.

Apprécier!

Nutrition: calories 150, lipides 3, fibres 2, glucides 0,7, protéines 5

Cabillaud à la roquette

C'est un excellent repas céto qui sera prêt à être servi en un rien de temps !

Temps de préparation : 10 minutes.
Temps de cuisson : 20 minutes.
Portions : 2

Ingrédients:

- 2 filets de cabillaud
- 1 cuillère à soupe d'huile d'olive
- Sel et poivre noir au goût
- Jus de 1 citron
- 3 tasses de roquette
- ½ tasse d'olives noires, dénoyautées et tranchées
- 2 cuillères à soupe de câpres
- 1 gousse d'ail, hachée

Adresses :

1. Disposez les filets de poisson sur une assiette résistante à la chaleur, assaisonnez avec du sel, du poivre, arrosez d'huile et de jus de citron, mélangez pour bien enrober,

mettez au four à 450 degrés F et faites cuire au four pendant 20 minutes.
2. Dans votre robot culinaire, mélangez la roquette avec le sel, le poivre, les câpres, les olives et l'ail et mélangez légèrement.
3. Disposer le poisson dans des assiettes, garnir de tapenade de roquette et servir.

Apprécier!

Nutrition:calories 240, lipides 5, fibres 3, glucides 3, protéines 10

Flétan et légumes au four

Vous allez adorer cette excellente idée céto !

Temps de préparation : 10 minutes.
Temps de cuisson : 35 minutes.
Portions : 2

Ingrédients:

- 1 poivron rouge, haché
- 1 poivron jaune, haché
- 1 cuillère à café de vinaigre balsamique
- 1 cuillère à soupe d'huile d'olive
- 2 filets de flétan
- 2 tasses de bébés épinards
- Sel et poivre noir au goût
- 1 cuillère à café de cumin

Adresses :

1. Dans un bol, mélanger les poivrons avec le sel, le poivre, la moitié de l'huile et du vinaigre, mélanger pour bien les enrober et transférer dans un plat allant au four.

2. Mettre au four à 400 degrés F et cuire au four pendant 20 minutes.
3. Faites chauffer une poêle avec le reste de l'huile à feu moyen, ajoutez le poisson, assaisonnez de sel, poivre et cumin et faites dorer sur toutes les faces.
4. Sortez le plat du four, ajoutez les épinards, remuez délicatement et répartissez le tout dans les assiettes.
5. Ajoutez le poisson à côté, saupoudrez d'un peu plus de sel et de poivre et servez.

Apprécier!

Nutrition: calories 230, lipides 12, fibres 1, glucides 4, protéines 9

Curry de poisson savoureux

Avez-vous déjà essayé un curry céto ? Alors vous devriez faire attention ci-dessous !

Temps de préparation : 10 minutes.
Temps de cuisson : 25 minutes.
Portions : 4

Ingrédients:

- 4 filets de poisson blanc
- ½ cuillère à café de graines de moutarde
- Sel et poivre noir au goût
- 2 piments verts, hachés
- 1 cuillère à café de gingembre râpé
- 1 cuillère à café de curry en poudre
- ¼ cuillère à café de cumin moulu
- 4 cuillères à soupe d'huile de coco
- 1 petit oignon rouge, haché
- 1 pouce de racine de curcuma râpée
- ¼ tasse de coriandre
- 1 et ½ tasse de crème de coco
- 3 gousses d'ail, émincées

Adresses :

1. Faites chauffer une casserole avec la moitié de l'huile de coco à feu moyen, ajoutez les graines de moutarde et laissez cuire 2 minutes.
2. Ajoutez le gingembre, l'oignon et l'ail, remuez et laissez cuire 5 minutes.
3. Ajoutez le curcuma, la poudre de curry, les piments et le cumin, remuez et laissez cuire encore 5 minutes.
4. Ajoutez le lait de coco, salez et poivrez, remuez, portez à ébullition et laissez cuire 15 minutes.
5. Faites chauffer une autre poêle avec le reste de l'huile à feu moyen, ajoutez le poisson, remuez et laissez cuire 3 minutes.
6. Ajoutez-le à la sauce curry, remuez et laissez cuire encore 5 minutes.
7. Ajouter la coriandre, remuer, répartir dans les bols et servir.

Apprécier!

Nutrition: calories 500, lipides 34, fibres 7, glucides 6, protéines 44

Délicieuses crevettes

C'est une idée de dîner facile et savoureuse !

Temps de préparation : 10 minutes.
Temps de cuisson : 10 minutes.
Portions : 4

Ingrédients:
- 2 cuillères à soupe d'huile d'olive
- 1 cuillère à soupe de ghee
- 1 livre de crevettes, décortiquées et déveinées
- 2 cuillères à soupe de jus de citron
- 2 cuillères à soupe d'ail émincé
- 1 cuillère à soupe de zeste de citron
- Sel et poivre noir au goût

Adresses :
1. Faites chauffer une poêle avec l'huile et le ghee à feu moyen-vif, ajoutez les crevettes et laissez cuire 2 minutes.
2. Ajouter l'ail, remuer et cuire encore 4 minutes.
3. Ajoutez le jus de citron, le zeste de citron, le sel et le poivre, remuez, retirez du feu et servez.

Apprécier!

Nutrition: calories 149, lipides 1, fibres 3, glucides 1, protéines 6

Barramundi rôti

C'est un plat exceptionnel !

Temps de préparation : 10 minutes.

Temps de cuisson : 12 minutes.

Portions : 4

Ingrédients:

- 2 filets de barramundi
- 2 cuillères à café d'huile d'olive
- 2 cuillères à café d'assaisonnement italien
- ¼ tasse d'olives vertes, dénoyautées et hachées
- ¼ tasse de tomates cerises, hachées
- ¼ tasse d'olives noires hachées
- 1 cuillère à soupe de zeste de citron
- 2 cuillères à soupe de zeste de citron
- Sel et poivre noir au goût
- 2 cuillères à soupe de persil haché
- 1 cuillère à soupe d'huile d'olive

Adresses :

1. Frottez le poisson avec du sel, du poivre, des assaisonnements italiens et 2 cuillères à café d'huile

d'olive, transférez-le dans un plat allant au four et réservez pour le moment.
2. Pendant ce temps, dans un bol, mélangez les tomates avec toutes les olives, le sel, le poivre, le zeste et le jus de citron, le persil et 1 cuillère à soupe d'huile d'olive et remuez bien le tout.
3. Placez le poisson au four à 400 degrés F et faites cuire au four pendant 12 minutes.
4. Répartir le poisson dans les assiettes, napper de sauce tomate et servir.

Apprécier!

Nutrition: calories 150, lipides 4, fibres 2, glucides 1, protéines 10

Crevettes à la noix de coco

Il faut essayer ce plat simple, coloré et très savoureux !

Temps de préparation : 10 minutes.

Temps de cuisson : 13 minutes.

Portions : 4

Ingrédients:

- 1 livre de crevettes, décortiquées et déveinées
- Sel et poivre noir au goût
- 4 tomates cerises, hachées
- 2 tasses de pois mange-tout, coupés dans le sens de la longueur
- 1 poivron rouge, tranché
- 1 cuillère à soupe d'huile d'olive
- ½ tasse de coriandre hachée
- 1 cuillère à soupe d'ail émincé
- ½ tasse d'oignon vert haché
- ½ cuillère à café de flocons de piment rouge
- 10 onces de lait de coco
- 2 cuillères à soupe de jus de citron vert

Adresses :

1. Faites chauffer une poêle avec l'huile à feu moyen-vif, ajoutez les petits pois et faites revenir 2 minutes.
2. Ajoutez le poivre et laissez cuire encore 3 minutes.
3. Ajouter la coriandre, l'ail, les oignons verts et les flocons de piment, remuer et cuire 1 minute.
4. Ajoutez les tomates et le lait de coco, remuez et laissez mijoter le tout pendant 5 minutes.
5. Ajoutez les crevettes et le jus de citron vert, remuez et laissez cuire 3 minutes.
6. Assaisonner de sel et de poivre, remuer et servir chaud.

Apprécier!

Nutrition: calories 150, lipides 3, fibres 3, glucides 1, protéines 7

Salade de crevettes et nouilles

Ce plat de style thaïlandais est tellement savoureux !

Temps de préparation : 10 minutes.
Temps de cuisson : 0 minutes.
Portions : 4

Ingrédients:

- 1 concombre, tranché au spiraliseur
- ½ tasse de basilic haché
- ½ livre de crevettes, déjà cuites, décortiquées et déveinées
- Sel et poivre noir au goût
- 1 cuillère à soupe de stévia
- 2 cuillères à café de sauce de poisson
- 2 cuillères à soupe de jus de citron vert
- 2 cuillères à café de chutney à l'ail

Adresses :

1. Mettez les nouilles de concombre sur une serviette en papier, couvrez-en une autre et pressez bien.
2. Mettre dans un bol et mélanger avec le basilic, les crevettes, le sel et le poivre.

3. Dans un autre bol, mélangez la stévia avec la sauce de poisson, le jus de citron et la sauce piquante et battez bien.
4. Ajoutez-le à la salade de crevettes, mélangez pour bien enrober et servez.

Apprécier!

Nutrition:calories 130, lipides 2, fibres 3, glucides 1, protéines 6

Mahi Mahi rôti et sauce

Aujourd'hui, vous pouvez essayer un incroyable plat méditerranéen céto !

Temps de préparation : 10 minutes.
Temps de cuisson : 16 minutes.
Portions : 2

Ingrédients:

- 2 filets de mahi-mahi
- ½ tasse d'oignon jaune haché
- 4 cuillères à café d'huile d'olive
- 1 cuillère à café d'assaisonnement grec
- 1 cuillère à café d'ail émincé
- 1 poivron vert, haché
- ½ tasse de sauce tomate en conserve
- 2 cuillères à soupe d'olives Kalamata, dénoyautées et hachées
- ¼ tasse de bouillon de poulet
- Sel et poivre noir au goût
- 2 cuillères à soupe de fromage feta, émietté

Adresses :

1. Faites chauffer une poêle avec 2 cuillères à café d'huile à feu moyen, ajoutez le poivron et l'oignon, remuez et laissez cuire 3 minutes.
2. Ajoutez l'assaisonnement grec et l'ail, remuez et laissez cuire encore 1 minute.
3. Ajouter le bouillon, les olives et la sauce, remuer à nouveau et cuire jusqu'à ce que le mélange épaississe, 5 minutes.
4. Transférer dans un bol et réserver pour le moment.
5. Faites chauffer à nouveau la poêle avec le reste de l'huile sur feu moyen, ajoutez le poisson, assaisonnez de sel et de poivre et laissez cuire 2 minutes.
6. Retourner, cuire encore 2 minutes et transférer dans un plat allant au four.
7. Verser la sauce sur le poisson, mettre au four et cuire au four à 425 degrés F pendant 6 minutes.
8. Saupoudrer de fromage feta et servir chaud.

Apprécier!

Nutrition: calories 200, lipides 5, fibres 2, glucides 2, protéines 7

crevettes épicées

Vous devriez envisager de préparer cela pour le dîner de ce soir !

Temps de préparation : 10 minutes.

Temps de cuisson : 8 minutes.

Portions : 2

Ingrédients:

- ½ livre de grosses crevettes, décortiquées et déveinées
- 2 cuillères à café de sauce Worcestershire
- 2 cuillères à café d'huile d'olive
- Jus de 1 citron
- Sel et poivre noir au goût
- 1 cuillère à café d'assaisonnement créole

Adresses :

1. Placer les crevettes en couche sur une plaque à pâtisserie, assaisonner de sel et de poivre et arroser d'huile.
2. Ajouter la sauce Worcestershire, le jus de citron et saupoudrer d'assaisonnement créole.
3. Mélangez un peu les crevettes, mettez-les au four, mettez-les sur le grill et laissez cuire 8 minutes.
4. Répartir dans 2 assiettes et servir.

Apprécier!

Nutrition:calories 120, lipides 3, fibres 1, glucides 2, protéines 6

tarte à la dinde

C'est une excellente façon de terminer la journée !

Temps de préparation : 10 minutes.
Temps de cuisson : 40 minutes.
Portions : 6
Ingrédients:

- 2 tasses de bouillon de dinde
- 1 tasse de viande de dinde, cuite et râpée
- Sel et poivre noir au goût
- 1 cuillère à café de thym haché
- ½ tasse de chou frisé haché
- ½ tasse de citrouille, pelée et hachée
- ½ tasse de fromage cheddar, râpé
- ¼ cuillère à café de paprika
- ¼ cuillère à café de poudre d'ail
- ¼ cuillère à café de gomme xanthane
- aérosol de cuisson

Pour la pâte:

- ¼ tasse de ghee
- ¼ cuillère à café de gomme xanthane
- 2 tasses de farine d'amande
- Une pincée de sel
- 1 oeuf
- ¼ tasse de fromage cheddar

Adresses :

1. Faites chauffer une casserole avec le bouillon à feu moyen.
2. Ajoutez la viande de potiron et de dinde, remuez et laissez cuire 10 minutes.
3. Ajouter la poudre d'ail, le chou frisé, le thym, le paprika, le sel, le poivre et ½ tasse de fromage cheddar et bien mélanger.
4. Dans un bol, mélangez ¼ cuillère à café de gomme xanthane avec ½ tasse de bouillon de la casserole, remuez bien et ajoutez le tout dans la casserole.
5. Retirer du feu et réserver pour le moment.
6. Dans un bol, mélangez la farine avec ¼ cuillère à café de gomme xanthane et une pincée de sel et remuez.
7. Ajoutez le ghee, l'œuf et ¼ tasse de fromage cheddar et remuez jusqu'à obtenir une croûte à tarte.
8. Formez-en une boule et conservez-la au réfrigérateur pour le moment.
9. Vaporiser un plat allant au four avec un enduit à cuisson et étaler la garniture à tarte sur le fond.
10. Transférez la pâte sur un plan de travail, roulez-la en cercle et remplissez-la dessus.
11. Bien presser et sceller les bords, mettre au four à 350 degrés F et cuire au four pendant 35 minutes.
12. Laissez le gâteau refroidir un peu et servez.

Nutrition: calories 320, lipides 23, fibres 8, glucides 6, protéines 16

soupe à la dinde

C'est une soupe très réconfortante et délicieuse !

Temps de préparation : 10 minutes.
Temps de cuisson : 30 minutes.
Portions : 4

Ingrédients:

- 3 branches de céleri hachées
- 1 oignon jaune haché
- 1 cuillère à soupe de ghee
- 6 tasses de bouillon de dinde
- Sel et poivre noir au goût
- ¼ tasse de persil haché
- 3 tasses de courge spaghetti cuite au four, hachée
- 3 tasses de dinde, cuite et râpée

Adresses :

1. Faites chauffer une casserole avec le ghee à feu moyen-vif, ajoutez le céleri et l'oignon, remuez et laissez cuire 5 minutes.
2. Ajoutez le persil, le bouillon, la viande de dinde, salez et poivrez, remuez et laissez cuire 20 minutes.

3. Ajoutez la courge spaghetti, remuez et faites cuire la soupe à la dinde encore 10 minutes.
4. Répartir dans les bols et servir.

Apprécier!

Nutrition: calories 150, lipides 4, fibres 1, glucides 3, protéines 10

Délice de dinde au four

Essayez-le bientôt ! Vous le ferez une deuxième fois aussi !

Temps de préparation : 10 minutes.
Temps de cuisson : 45 minutes.
Portions : 8

Ingrédients:

- 4 tasses de courgettes, spiralées
- 1 oeuf battu
- 3 tasses de chou râpé
- 3 tasses de viande de dinde, cuite et râpée
- ½ tasse de bouillon de dinde
- ½ tasse de fromage à la crème
- 1 cuillère à café d'assaisonnement pour volaille
- 2 tasses de fromage cheddar râpé
- ½ tasse de parmesan râpé
- Sel et poivre noir au goût
- ¼ cuillère à café de poudre d'ail

Adresses :

1. Faites chauffer une poêle avec le bouillon à feu moyen-doux.

2. Ajouter l'œuf, la crème, le parmesan, le cheddar, le sel, le poivre, l'assaisonnement pour volaille et la poudre d'ail, remuer et porter à ébullition.
3. Ajouter la viande de dinde et le chou, remuer et retirer du feu.
4. Placez les nouilles de courgettes dans un plat allant au four, ajoutez un peu de sel et de poivre, versez le mélange de dinde et étalez.
5. Couvrir de papier d'aluminium, mettre au four à 400 degrés F et cuire au four pendant 35 minutes.
6. Laisser refroidir légèrement avant de servir.

Apprécier!

Nutrition: calories 240, lipides 15, fibres 1, glucides 3, protéines 25

conclusion

C'est vraiment un livre de recettes qui change la vie. Il vous montre tout ce que vous devez savoir sur le régime cétogène et vous aide à démarrer.

Vous connaissez maintenant certaines des recettes céto les meilleures et les plus populaires au monde.

Nous avons quelque chose pour tout le monde!

Alors n'hésitez plus et commencez votre nouvelle vie d'adepte du régime cétogène !

Mettez la main sur cette collection spéciale de recettes et commencez à cuisiner de cette manière nouvelle, excitante et saine !

Amusez-vous bien et profitez de votre régime cétogène !

www.ingramcontent.com/pod-product-compliance
Lightning Source LLC
Chambersburg PA
CBHW071857110526
44591CB00011B/1448